Dr. Inge Hofmann

Nie wieder Brille!

Gut sehen bis ins hohe Alter

Das perfekte Fitnessprogramm für Ihre Augen

Neu: Mikronährstoffe für gutes Sehen

Mosaik

Inhalt

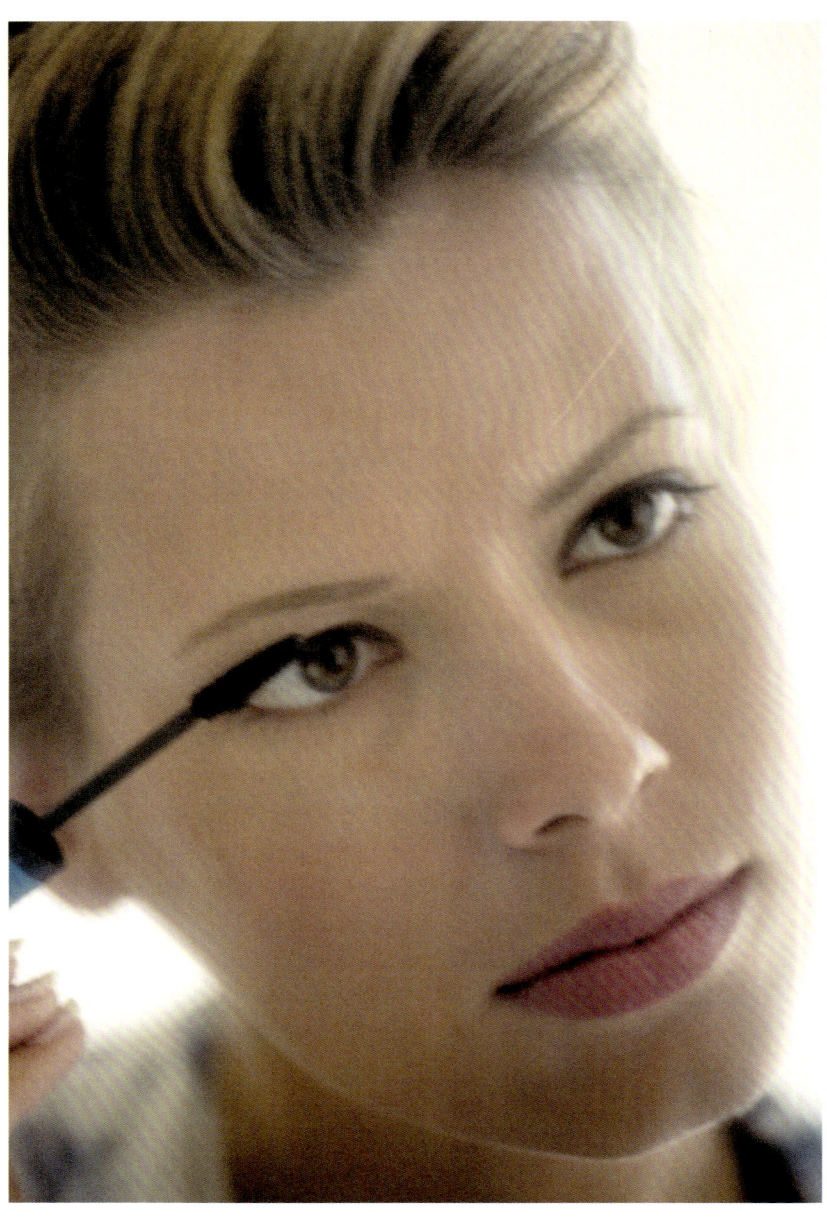

Die Augen – ein Supersystem fürs Leben

K ein Fotoapparat schafft, was die Augen täglich für uns leisten: Sie unterscheiden zwischen hell und dunkel, können Farben wahrnehmen, erkennen räumliche Kontraste und passen sich mühelos und blitzschnell jeder Entfernung und allen Lichtverhältnissen an. Dieses Supersystem arbeitet scheinbar wartungsfrei und wie von selbst. Und so vernachlässigen wir die Gesundheit der Augen häufig. Ein Trugschluss, denn auch sie brauchen Pflege und Service, um lange gesund und funktionsfähig zu bleiben.

Gut sehen bis ins hohe Alter

Rund 70 Prozent aller Botschaften aus der Umwelt werden über die Augen wahrgenommen. Sie entscheiden daher wie kaum ein anderes Sinnesorgan über Lebensqualität und Kommunikationsfähigkeit. Dies verdient umso mehr Beachtung, da über die Hälfte aller Menschen bereits in jungen Jahren von einer Fehlsichtigkeit, meist einer Kurzsichtigkeit, oder einem anderen Augenleiden betroffen sind. Älteren Menschen drohen oft ernsthafte Augenerkrankungen.

Die drei häufigsten degenerativen Augenerkrankungen sind altersabhängige Makuladegeneration (AMD), seniler Katarakt (die Linsentrübung) und diabetische Retinopathie (entzündliche Netzhauterkrankung). Diese Krankheitsbilder galten lange

Augenerkrankungen sind kein Altersschicksal, gezielte Vorsorge ist möglich

Auch die Augen brauchen Entspannung

Die wichtigste Voraussetzung für besseres Sehen ist, dass Sie sich täglich bewusst etwas Zeit für Ihre Augen nehmen. Denn Sehen ist ein Prozess, der den ganzen Körper erfasst. Abgesehen von einer funktionierenden Optik im Auge haben daneben Bedeutung:

- die richtige Ernährung,
- ein entspannter und ausreichend trainierter Körper,
- eine tiefe und freie Atmung und nicht zuletzt
- seelische Ausgeglichenheit.

Das Wunderelexier für gutes Sehen kommt aus der Natur: Vitamine, Mineralien, Spurenelemente und antioxidative Substanzen versorgen und schützen das Auge

als nicht therapierbar und sind auch heute noch die häufigste Ursache für schlechtes Sehen oder gar Blindheit im Alter. Jetzt haben zahlreiche wissenschaftliche Studien die Bedeutung bestimmter Mikronährstoffe für die Entstehung und das Fortschreiten dieser Altersleiden belegt. Und hier beginnt die Hilfe zur Selbsthilfe. Wer rechtzeitig die Gesundheitsvorsorge für seine Augen selbst in die Hand nimmt, kann auch in hohem Alter sehr wohl noch gut sehen. Fehlsichtigkeit und kranke Augen sind kein unabwendbares Schicksal! In den folgenden Kapiteln erfahren Sie alles darüber, wie Sie Ihre Augen topfit halten können.

Aufbau und Funktion der Augen

Unsere Augen liegen in den von den Schädelknochen gebildeten Augenhöhlen und sind in Fettgewebe eingebettet. Sechs äußere Muskeln bewegen die Augäpfel in der Augenhöhle und ermöglichen, dass der Blick in jede Richtung wandern kann. Der Augapfel selbst ist kugelförmig und wird von drei Augenhäuten umgeben:

• Die äußere straffe Hülle, die weiße **Lederhaut**, gibt dem Augapfel Festigkeit und Form. Sie ist im vorderen Teil als **Hornhaut** durchsichtig.

• Die mittlere Schicht, die **Aderhaut**, ist von zahlreichen Blutgefäße durchzogen und enthält schwarze Pigmentzellen. Sie versorgt das Auge mit Nährstoffen und verhindert, dass Lichtstrahlen außerhalb der Pupillenöffnungen in den Augapfel einfallen. Im vorderen Augenbereich geht die Aderhaut in den Ziliarkörper über. Dieser besteht aus Muskeln und Drüsen und bewirkt, dass die Augenlinse zentral aufgehängt ist. Ein ringförmiges Muskelsystem sorgt dafür, dass die Augenlinse von Nah- auf Fernsehen und umgekehrt umschalten kann. Als Begrenzung der vorderen Augenkammer ist ein kleines Guckloch, die **Pupille**, freigelassen.

• Die innere Schicht bildet die **Netzhaut** (Retina), eine lichtempfindliche Schicht, auf der das Bild letztendlich entsteht.

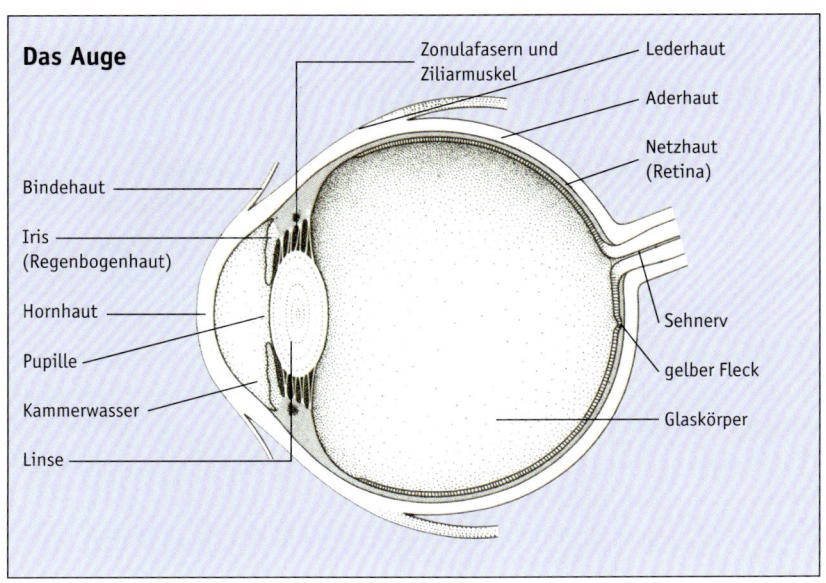

Das Auge

Zonulafasern und Ziliarmuskel

Lederhaut

Aderhaut

Netzhaut (Retina)

Bindehaut

Iris (Regenbogenhaut)

Hornhaut

Pupille

Kammerwasser

Linse

Sehnerv

gelber Fleck

Glaskörper

Horizontaler Querschnitt durch das Auge

Die Iris kann mit der Blende eines Fotapparats verglichen werden. Ihre Arbeitsweise ist nur weit exakter und raffinierter

- Die vorderen, sichtbaren Abschnitte der Augen werden von der so genannten **Bindehaut** (Conjunctiva) geschützt. Sie zieht sich bis zu den Innenseiten der Augenlider und verbindet diese mit dem Augapfel. Die Bindehaut ist mit unzähligen sensiblen Nervenendigungen ausgestattet und deshalb sehr schmerzempfindlich.
- Als **Regenbogenhaut** oder **Iris** bezeichnet man den sichtbaren, farbigen Anteil des Augapfels. Sie baut sich aus ringförmig angeordneten, glatten Muskelfasern auf und weist in der Mitte ein Loch auf, die **Pupille**. Die Iris arbeitet wie die Blende eines Fotoapparats und passt die Pupillenweite den unterschiedlichen Lichtverhältnissen an.
- Die Linse des Auges besteht zu etwa 35 Prozent aus kristallklarem Eiweiß. Das Augeninnere ist vom wasserklaren, gallertartigen Glaskörper ausgefüllt. Zwischen Hornhaut und Pupille befindet sich schließlich das **Kammerwasser**, das Hornhaut und Linse ernährt.

Sehen mit und ohne Licht

Damit ein Seheindruck wahrgenommen werden kann, müssen Lichtstrahlen, die auf die Netzhaut treffen, in Sehimpulse übersetzt werden. Dazu verfügt die Netzhaut über ein **Pigmentepithel,** in dem verschiedene **Photorezeptoren** sitzen. Diese werden durch das einfallende Licht chemisch verändert und erzeugen dadurch Nervenimpulse. Es gibt zwei Typen solcher Rezeptoren: Zapfen für das Farbsehen und Stäbchen für das Dämmerungssehen.

Die **Zapfen** befinden sich vor allem im Zentrum der Netzhaut. Dieser Bereich heißt **gelber Fleck** oder **Macula lutea**. In einer Vertiefung, an der die einfallenden Lichtstrahlen auf Grund der hohen Dichte der Zapfen am genauesten abgebildet werden, ist der Ort des schärfsten Sehens. Für die Aktivität der Zapfen ist eine gewisse Helligkeit erforderlich. Deshalb können wir in der Dämmerung und bei Dunkelheit keine Farben unterscheiden.

In der Dämmerung übernehmen diese Aufgabe die **Stäbchen**. Diese Rezeptoren machen verschiedene Grautöne, Bewegungseindrücke und schemenhafte Umrisse wahrnehmbar. Die Stäbchen sind am Netzhautrand stärker konzentriert. Das erklärt, weshalb wir in der Dämmerung besser sehen, wenn wir die Gegenstände nicht genau fixieren. Beim Fokussieren werden die Lichtstrahlen im Ort des schärfsten Sehens, also im Bereich der Zapfen gebündelt, wofür wiederum ein gewisses Maß an Helligkeit notwendig ist.

Die Zapfen und Stäbchen sind mit verschiedenen Nervenzellen in der Netzhaut verbunden, deren Fasern sich sammeln und den Sehnerv bilden. Der **Sehnerv** leitet die Nervenimpulse an das Gehirn weiter, wo sie ausgewertet und in ein Bild übersetzt werden. Für diese Bildentstehung sind bestimmte Gehirnbereiche verantwortlich.

Werden diese Areale zerstört, etwa durch eine Verletzung, kommt es zu Sehstörungen. Da an der Stelle des Sehnervaustritts (Papille) die Netzhaut fehlt, kann man hier nichts sehen (= blinder Fleck).

Die Fähigkeit zum räumlichen Sehen verdanken wir, dass eine Abbildung auf die Netzhaut zweier Augen fällt. Im Gehirn werden diese getrennt aufgenommenen Bilder zu einem Bild verschmolzen – es entsteht die dritte Dimension.

Sowohl in den Stäbchen als auch in den Zapfen sind sogenannte Photopigmente enthalten. Sie bestehen aus einem Eiweißanteil und einem Abkömmling des Vitamin A, dem Retinal. Bei Lichteinfall zerfallen die Photopigmente durch eine Reihe chemischer Reaktionen und geben die Nervenimpulse weiter, die den Sinneseindruck ausmachen. In den Zapfen sitzen daneben noch Rezeptoren für die Wahrnehmung der verschiedenen Farben.

Photorezeptoren übertragen über Nervenbahnen die Sehimpulse an das Gehirn. Dort wird das Bild »entwickelt«

10

Um sich allen Lichtverhält-nissen optimal anpassen zu können, ent-hält das Auge zwei unter-schiedliche Mechanismen: Zapfen für die Farbwahrneh-mung und Zäpfchen als Schwarz-Weiß-Rezeptoren

Die Hell-Dunkel-Anpassung

Das Auge kann sich an unterschiedliche Lichtverhältnisse anpassen, es benötigt dazu lediglich etwas Zeit. Jeder kennt folgendes Phänomen: Gelangt man vom Hellen ins Dunkle, wird die Umgebung erst allmählich in ihren Konturen erkennbar. Im Auge passiert dabei Folgendes: Zunächst gleichen sich die Zapfen an die veränderten Lichtverhältnisse an. Sie brauchen etwa acht Minuten, bis sie ihre Empfindlichkeit um den Faktor 500 gesteigert haben. Die Schwarz-Weiß-Rezeptoren, die Stäbchen, benötigen für ihre volle Anpassung bedeutend länger, nämlich etwa 30 Minuten. Dadurch kann die Wahrnehmungsfähigkeit nochmals um den Faktor 2000 erhöht werden.

Im Gegensatz zur Dunkelanpassung verläuft die Helladaptation viel schneller. Tritt man aus einem dämmrigen Raum in gleißendes Licht, lässt die Blendung innerhalb von 15 Sekunden nach. Innerhalb einer Minute hat sich die Empfindlichkeit der Netzhautrezeptoren der neuen Umgebungshelligkeit bestmöglichst angepasst.

Was sind Nacht- und Farbenblindheit?

Von Nachtblindheit spricht man, wenn die Anpassungsfähigkeit der Stäbchen entfällt. Das Dämmerungssehen ist dann stark behindert, das Sehen in der Nacht praktisch unmöglich.

Die häufigste Ursache für Nachtblindheit ist ein Vitamin-A-Mangel. Farbenblindheit besteht, wenn bestimmte Photopigmente in den Zapfen fehlen. In den meisten Fällen liegt eine Rot-Grün-Blindheit vor, die vor allem Männer trifft. Totale Farbenblindheit ist sehr selten. Farbenblindheit ist eine Erbkrankheit und kann nicht geheilt werden.

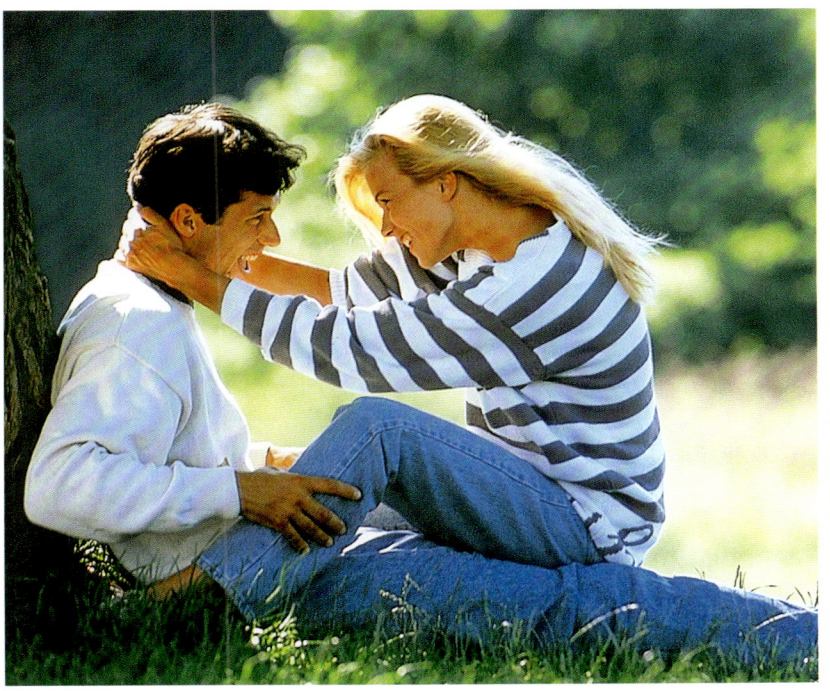

Sehen mit Körper und Seele

Auch wenn Sehen ein messbarer, gewissermaßen technischer Vorgang ist, vertreten immer mehr Augenärzte die Ansicht, dass für das Sehen neben Auge und Gehirn auch unsere Psyche eine entscheidende Rolle spielt. Bei mindestens 40 Prozent aller Menschen mit Augenerkrankungen sind psychosomatische Aspekte nachweisbar.
In den Augen spiegeln sich die Seele, die Gefühle wider, man kann seinen Mitmenschen sogar vieles von den Augen ablesen. Die Augen stellen also auch in dieser Hinsicht ein wichtiges Kommunikationselement zwischen Außen- und Innenwelt dar.

Sehen ist auch ein psychischer Vorgang. Die Seele kann gezielt Wahrnehmungen ausblenden

So wird mit den Augen die Umwelt wahrgenommen, gleichzeitig drücken die Augen auch den Seelenzustand aus.

Für diesen beidseitigen Informationsfluss gibt es eine einfache wissenschaftliche Erklärung: An der Augenmuskulatur greifen die Nerven des vegetativen Nervensystems an, das alle unbewussten Lebensvorgänge steuert, so dass nicht nur Lichtimpulse die Pupille größer und kleiner werden lassen, sondern auch Emotionen, Stress und Müdigkeit.

Das kann man in ganz alltäglichen Situationen beobachten: Jemand hat beispielsweise vor Angst weit geöffnete Pupillen, das Sehen wird unscharf, Ähnliches passiert bei Stress. Bei Wut verengen sich die Pupillen, der Blick wird scharf und hart. Und diese Weit- beziehungsweise Engerstellung der Pupille wird nicht durch das einfallende Licht ausgelöst, sondern durch das vegetative Nervensystem.

Die Emotion, die unsere Sehfähigkeit am meisten beeinträchtigen kann, ist die Angst. Angst führt zu Pulsbeschleunigung, erhöhtem Blutdruck und ansteigendem Augeninnendruck. Ziehen sich solche Angstzustände über längere Zeiträume hin, können daraus ernsthafte Augenleiden wie durch verspannte Augenmuskulatur verursachte Kurzsichtigkeit oder Glaukom (erhöhter Augeninnendruck) entstehen.

Nach Auffassung mancher Augenexperten ist Fehlsichtigkeit in diesen Fällen oft ein Schutzmechanismus des Körpers. Wenn die Seele keinen anderen Ausweg mehr weiß, zieht sie sich nach innen zurück – es wird einfach auf »unscharf« geschaltet und damit ein Teil der Außenwelt ausgeblendet. Bei einer solchen Form der »Seelenblindheit« kann oftmals nur eine gezielte Psychotherapie helfen.

Gefühle spiegeln sich in den Augen wider. Die Emotion, die das Sehvermögen am meisten beeinträchtigt, ist die Angst

Gefahr für die Augen: innere und äußere Stresseinflüsse

Die Augen sind wie kein anderes Organ Umwelteinflüssen ausgesetzt – und das zumeist ungeschützt. Von außen greifen verschiedene Witterungseinflüsse an, sie müssen Temperatur- und Feuchtigkeitsschwankungen, UV-Strahlen oder Staubpartikel in der Luft verkraften.

Doch auch aus dem Inneren des Körpers drohen Gefahren. In der Regel werden die Augen über den Blutstrom mit allen Stoffen versorgt, die sie benötigen. Doch es kann zu Pannen kommen, etwa durch Fehlernährung, Stress oder Krankheit. Wird sogar die Zufuhr wichtiger Vitalstoffe wie eines Vitamins oder Minerals beeinträchtigt, sind Mangelerscheinungen in den Augen die Folge. Und darunter leiden Sehkraft und Augengesundheit.

Doch nicht alle Substanzen, die das Blut antransportiert, tun den Augen gut. Je nach Lebens- und Ernährungsweise gelangt auch »Stoffwechselmüll«, nutzlose oder gar schädliche Substanzen, in die Augen und schadet dem hochempfindlichen optischen System. Ähnlich wie bei einem Fotoapparat verschlechtert die geringste Störung die Qualität der produzierten Bilder. Besonders kritisch für die Augen sind freie Radikale und Schäden durch Licht.

Die Augen verfügen über verschiedenartige Schutzmechanismen gegen Umwelteinflüsse. Die größte Gefahr für die Augengesundheit kommt jedoch von innen: langjährige Fehlernährung

Die drei Hauptgefahren für die Augen

- Mangel an Vitalstoffen
- Überflutung mit Stoffwechselschlacken
- Stress durch Lichtstrahlen und freie Radikale

Freie Radikale: oxidativer Stress

Umweltschad-
stoffe, UV-
Licht und
Stress fördern
die Bildung
von freien
Radikalen

Im Stoffwechsel jedes Organismus entstehen immer wieder recht gefährliche Verbindungen, die so genannten freien Radikale. Diese aggressiven Sauerstoffverbindungen sind äußerst reaktionsfreudig und können körpereigene Bausteine wie Zellstrukturen, Eiweiße oder gar das Erbgut angreifen und enorm schädigen. Das Fatale an diesem Prozess: Einmal gezündet, automatisiert er sich und entfacht eine wahre Kettenreaktion. Die Bildung von freien Radikalen wird in der Fachsprache als »oxidativer Stress« bezeichnet.

Ein Übermaß an freien Radikalen begünstigt das Entstehen von Krankheiten wie Arteriosklerose, Herzinfarkt, Darmentzündungen oder Krebs, aber auch vorzeitiges Altern, da die angegriffenen Strukturen rascher »verwittern«. Für die Augen stellen solche aggressiven Stoffwechselprodukte einen gefährlichen Superstress dar. Schon der geringste Angriff auf die empfindlichen Strukturen dieser Organe kann sich negativ auf die Sehleistung auswirken.

Was sind freie Radikale?

Diese Molekül- oder Atomteilchen fallen beim Atmen kurzzeitig als Zwischenprodukt an, entstehen also ständig im Körper. Sie können sich durch jede Beschleunigung des Stoffwechsels, etwa durch Hektik, Stress, auch übermäßige körperliche Anstrengungen, aber anreichern. Schadstoffe wie Umweltgifte und Rauchen, Röntgen- oder UV-Strahlung begünstigen die Radikalbildung weiterhin. Auch chronische Entzündungen, Virus- und Bakterieninfektionen oder psychosozialer Stress (Mobbing am Arbeitsplatz, Ehezwist) erhöhen das Potenzial an freien Radikalen im Organismus.

Die beste Waffe gegen freie Radikale sind Stoffe, die sich mit den aggressiven Teilchen verbinden und sie neutralisieren, also unschädlich machen. Diese Stoffe werden als Antioxidanzien bezeichnet, die hauptsächlichen Vertreter dieser Gruppe sind die Vitamine A, C und E sowie das Spurenelement Selen und die sekundären Pflanzenstoffe. Die meisten Antioxidanzien kommen in Obst und Gemüse vor. Enthält die tägliche Ernährung viel frische Kost, profitiert der gesamte Organismus, also auch die Augen davon. Daneben sollten Sie eine Lebensweise favorisieren, die der Bildung freier Radikale entgegensteuert, sie zumindest nicht fördert. Es gilt als erwiesen, daß verschiedene Alterserkrankungen der Augen auf eine Mangelversorgung mit Antioxidanzien zurückgehen (siehe auch Kapitel »Die wichtigsten Nährstoffe für die Augen«, S. 21 ff.).

Beste Gegenwehr gegen oxidativen Stress sind Schutzstoffe gegen freie Radikale, die so genannten Antioxidanzien und antioxidativen Enzyme

Tipp: So begrenzen Sie die Bildung freier Radikale
- Vermeiden Sie exzessiven Sport.
- Bekämpfen Sie Stress in jeder Form, und gönnen Sie sich regelmäßig Ruhe und Muse.
- Gehen Sie Schadstoffen wie Autoabgasen, Ozon, Smog aus dem Weg, und treiben Sie bei entsprechenden Wetterlagen keinen Sport.
- Meiden Sie Umweltchemikalien und Zigarettenrauch.
- Heilen Sie entzündliche Prozesse immer sorgfältig aus.
- Versorgen Sie Ihren Körper mit ausreichend Antioxidanzien.

Lichtschäden: photooxidativer Stress

Im Gegensatz zu vielen anderen Körperteilen sind die Augen ständig dem Licht ausgesetzt. Für die Gesundheit der Augen hat das enorme Bedeutung, da Lichtstrahlen aus geballter Energie bestehen. Im Auge wird ein kleiner Teil des Lichts aufgenom-

Nie wieder Brille!

UV-Strahlung
schädigt vor
allem Linse
und Netzhaut,
auf die das
Licht ungepuf-
fert fällt

men (absorbiert) und zum Sehen benutzt, die überwiegende Menge wird von anderen Strukturen »geschluckt«. Diese Energie wird nun auf verschiedene Weise weiterverarbeitet. Der häufigste und für das Auge unschädlichste Weg ist die Freisetzung von Wärme. Aber es kann auch zur Spaltung von körpereigenen Strukturen kommen, wodurch freie Radikale oder andere hochaktive Verbindungen gebildet werden können. Ob dies passiert, hängt neben anderen Faktoren auch von der Vitalstoffversorgung des Sehorgans ab.

Im Auge kann sich das Zerstörungswerk solcher aggressiver Produkte über die Jahrzehnte summieren und zu Beeinträchtigungen führen. Besonders das energiereiche blaue und vor allem das UV-Licht erzeugen verstärkt freie Radikale und schädigen auf Dauer die Augen. Dieser so genannte photooxidative Stress gefährdet insbesondere die Linse, die Retina und die Makula, auf die das Licht direkt einfällt.

Tipp: So vermeiden Sie photooxidativen Stress

- Schauen Sie nicht mit ungeschützten Augen in helle Lichtquellen oder in die Sonne.
- Schützen Sie an hellen Sommertagen, am Strand, bei Schnee oder im Hochgebirge Ihre Augen mit einer guten Sonnenbrille. Lassen Sie sich bei der Wahl von einem Optiker beraten, und sparen Sie nicht an den Gläsern. Modisch gefärbte Billigprodukte schirmen meist nicht die gefährlichen UV-Strahlen ab.
- Eine Brille mit dunklen Gläsern allein schützt nicht, im Gegenteil, sie schadet, weil sich im Dunkeln die Pupillen weit öffnen und dadurch noch mehr UV-Licht ins Auge dringt. Nur eine Sonnenbrille mit UV-Filter bietet Schutz. Filter zwischen 65 und 85 Prozent sind ideal.

Osmotischer Stress bei Diabetes

Ein weiterer Stressfaktor für die Augen ist die Zuckerkrankheit. Diabetes ist eine Schwäche der Bauchspeicheldrüse, in deren Folge es zu erhöhten Blutzuckerspiegeln kommt. Bei Diabetikern kreist also konstant zu viel Zucker (Glukose) im Körper. Dieser dringt durch passive Diffusion in das Linsensystem des Auges ein und kann dort die Eiweißbausteine vernetzen (Glykosilierung) und starr und funktionslos machen. Diese Glykosilierungsprodukte führen zu einer Verdickung der Zellinnenseiten der Kapillaren in der Netzhaut und damit zum Krankheitsbild der diabetischen Retinopathie.

Der Überschuss an Zucker wird in der Linse ferner zu Zuckeralkoholen abgebaut. Diese reichern sich in der Linse an und bewirken einen osmotischen Überdruck, der zum Anschwellen der Zellen und zur Entgleisung des Augenstoffwechsels führt. Dadurch kann es zur Linsentrübung (Katarakt) kommen. Diabetiker haben hierfür ein drei- bis fünffach erhöhtes Risiko. Menschen mit einer solchen Grunderkrankung müssen daher besonders auf die Pflege ihrer Augen achten.

> Diabetiker tragen ein hohes Risiko für degenerative Augenerkrankungen. Der Grund dafür ist der überschüssige Blutzucker, der das Linsen- und Kapillarsystem in der Netzhaut verändert

Lebensmittelzusatzstoffe Zuckeralkohole

Zuckeralkohole wie Sorbit oder Xylit sind häufig Bestandteile von Nahrungsmitteln. Sie schmecken süß und werden an Stelle von Zucker häufig in Diabetikerlebensmitteln eingesetzt. Mit der Nahrung zugeführt, können Zuckeralkohole jedoch nicht in die Zellen und damit in die Linse eindringen und erhöhen deshalb nicht das Kataraktrisiko. Nur in der Linse selbst gebildete Zuckeralkohole, wie dies bei Diabetikern der Fall ist, bedrohen die Augengesundheit.

Die Waffen der Augen: Mikronährstoffe

Gegen diesen oxidativen und photooxidativen Stress wehrt sich der Körper und insbesondere das Auge durch zwei Schutzsysteme: antioxidative Enzyme und Antioxidanzien.

Antioxidative Enzyme sind Eiweißverbindungen, die in einer komplizierten chemischen Reaktion freie Radikale und aggressive Stoffwechselprodukte unschädlich machen. Sie funktionieren aber nur, wenn die notwendigen Bausteine, allen voran Vitamine oder Spurenelemente, zur Verfügung stehen.

Als **Antioxidanzien** werden natürliche Substanzen bezeichnet, die sich mit aggressiven Sauerstoffteilchen im Körper verbinden und sie somit neutralisieren. Antioxidanzien müssen mit der Nahrung regelmäßig zugeführt werden.

Antioxidative Stoffe sind insbesondere Vitamine wie Vitamin A, E und C. Auch Carotinoide und Bioflavonoide (farbige Pflanzeninhaltsstoffe) wirken antioxidativ. Folsäure, Vitamin B_6 und Vitamin B_{12} sind indirekt antioxidativ. Sie beugen der Entstehung von gefährlichen Stoffen im Organismus vor beziehungsweise dämmen deren Entstehung ein.

Wegen des permanten Lichteinfalls, der zusätzlich zu photooxidativem Stress führt, hat das Auge eigene Schutzmechanismen entwickelt: In der Netzhaut und in der Makula werden bei einer Schädigung der Pigmentschicht die kaputten Teile rasch wieder repariert.

An diesem speziellen Reparatursystem sind verschiedene antioxidative Enzyme wie Superoxiddismutase, Glutathionperoxidase, Katalase sowie die Vitamine C und E und die Eiweißverbindung Glutathion beteiligt.

In der Linse ist diese Eigenreparatur leider nicht möglich, da sie nicht an das Blutgefäßsystem angeschlossen ist. Die Linsenproteine sind jedoch relativ stabil und reaktionsträge (inert). Sie absorbieren einen Teil des UV-Lichts und schützen damit die Retina.

Die Schutzmechanismen des Auges funktionieren nur, wenn ausreichend Vitalstoffe wie Vitamine vorhanden sind und antioxidative Pflanzenstoffe wie Bioflavonoide

Allerdings werden die Linsenproteine dadurch langfristig selbst geschädigt.

Vor den schädlichen UV-Strahlen schützt sich das Auge ferner durch die Farbstoffe Melanin, Lutein und Zeaxanthin. Diese Substanzen fördern eine Umwandlung der Lichtenergie in unschädliche Wärme, die dann über die Blutgefäße der stark durchbluteten Aderhaut abgeleitet wird. Sie haben daneben ein antioxidatives Potenzial:

- **Melanin** ist ein dunkles Pigment, das der Organismus selbst synthetisiert. Es ist vor allem im Pigmentepithel vorhanden. Mit steigendem Alter nimmt der Melaningehalt ab, wodurch die Retina erhöhtem oxidativem Stress ausgesetzt wird.

- **Lutein** und **Zeaxanthin** sind Carotinoide, die der Organismus nicht selbst herstellen kann und deshalb regelmäßig zugeführt werden müssen. Sie kommen in der gesamten Netzhaut vor, sind aber in der Makula am höchsten konzentriert.

In jungen Jahren funktionieren diese Schutzmechanismen ausgezeichnet und bieten den nahezu perfekten Schutz vor Gefahren. Bei älteren Menschen oder bei Vorliegen von Erkrankungen, aber auch in körperlichen oder seelischen Stresssituationen kann dieser Schutzwall Löcher bekommen. Hier muss dann nachgebessert werden.

Weisen die Schutzsysteme Lücken auf, etwa wegen Krankheiten oder im fortgeschrittenen Alter, muss nachgebessert werden

Augenlider – mechanisches Schutzschild der Augen

Bei zu hellem Licht oder einem drohenden Fremdkörper schützt ein reflektorischer Lidschluss die Augen vor Verletzungen. Dieser Schutzreflex versagt bei Sehschwäche jedoch zunehmend. Menschen, die schlecht sehen, sind daher von Augenverletzungen sehr gefährdet. Werfen Sie solchen Menschen niemals unerwartet einen Gegenstand zu!

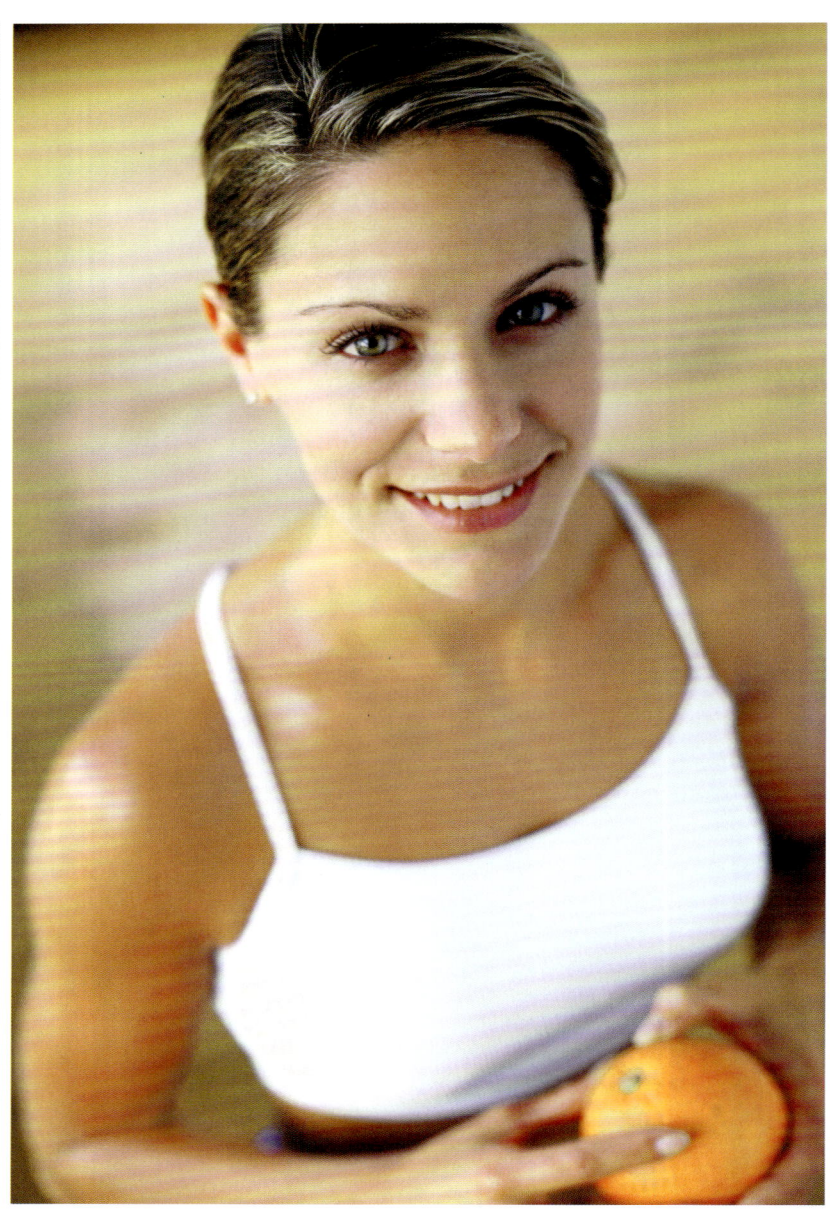

Die wichtigsten Nährstoffe für die Augen: So aktivieren Sie den Selbstschutz

Die Augen besitzen ein gutes Selbstschutzsystem, das sie gesund und leistungsfähig erhält. Damit diese Schutzmechanismen richtig funktionieren, werden spezielle Bio- oder Vitalstoffe benötigt, deren Depots mit der Nahrung regelmäßig immer wieder aufgefüllt werden müssen.

Biostoffe für gutes Sehen

Zu den Biostoffen zählen hauptsächlich Vitamine und Mineralien, die vom Körper selbst nicht gebildet werden können. Diese Stoffe werden nur in sehr kleinen Mengen gebraucht, ihr Gehalt in Lebensmitteln ist unterschiedlich.

Vitamine und Mineralien sorgen dafür, dass die energieliefernden essenziellen Nahrungsbausteine Eiweiße, Fette und Kohlenhydrate optimal verwertet werden, dass Schadstoffe und Krankheitserreger sofort bekämpft werden und dass die körpereigenen Strukturen intakt und leistungsfähig bleiben. Sie sind damit unerlässliche Helfer für Gesundheit und Wohlbefinden auf allen Ebenen des Körpers. In den Augen unterstützen die Vitalstoffe insbesondere alle Mechanismen, die vor schädlichen Umwelteinflüssen schützen.

Zu diesen bekannten Gesundmachern gesellt sich eine weitere Substanzklasse: die bioaktiven oder sekundären Pflanzenstoffe.

Vitamine und Mineralien kann der Körper nicht selbst synthetisieren. Die Depots müssen daher regelmäßig mit der Nahrung wieder aufgefüllt werden

Diese sind zwar nicht lebensnotwendig (essenziell), sie aktivieren aber jene körpereigenen Mechanismen, in denen der Schlüssel zu mehr Gesundheit und Vitalität steckt. Bioaktive Stoffe zeichnen im Körper für zahlreiche »Wartungs- und Aufräumarbeiten« verantwortlich, die zur Vorbeugung von Zivilisationskrankheiten wichtig sind: Sie fangen zellschädigende freie Radikale ein, reparieren beschädigte Erbsubstanz oder inaktivieren gar Krebserreger. Aus diesem Grund gelten sie mittlerweile als Geheimwaffe gegen viele Leiden unserer Zeit wie Bluthochdruck, Krebs, Herzinfarkt, Arteriosklerose oder Schlaganfall – und besitzen auch für die Augen einen hervorragenden Gesundheitsnutzen.

Bislang wurde die Bedeutung von Mikronährstoffen für die Augen gewaltig unterschätzt. Doch jüngste Forschungsergebnisse lassen keinen Zweifel:

Die Augen und das Sehvermögen sind von einer guten Versorgung mit Mikronährstoffen sehr wohl abhängig. Man weiß heute, dass einige Mikronährstoffe gerade für das Auge einen besonderen Stellenwert haben. Diese werden auf den nächsten Seiten vorgestellt, in der Tabelle auf Seite 23 finden Sie die Eckdaten zusammengefasst.

Lange Zeit unterschätzt, jetzt auch in der Augenmedizin entdeckt: Mikronährstoffe für die Augen

Tipp: Die Nahrung ergänzen: Vitamin- und Mineralstoffpräparate

- Die wichtigen Augennährstoffe können über die Nahrung und zusätzlich als Nahrungsergänzungsmittel konsumiert werden. Zahlreiche Forschungen belegen, dass eine erhöhte Zufuhr der Wirkstoffe tatsächlich zu einer höheren Konzentration dieser Stoffe im Auge führt.
- Die Grundlage der Ernährung sollten vitamin- und mineralstoffreiche Produkte sein. Stellen Sie an sich bereits Mangelsymptome fest, sollten Sie nach Rücksprache mit Ihrem Arzt die Nahrung mit einem entsprechenden Präparat ergänzen.

Vitalstoff	Vorkommen	Bedeutung für das Auge
Vitamin C	Zitrusfrüchte, Paprika, Hagebutten, Petersilie	Schutz gegen freie Radikale und Sauerstoffstress
Vitamin E	Pflanzen- und Getreide-keimöle, Getreidekeimlinge	Schutz der Fettsäuren des Auges vor Zersetzung
Carotinoide (Lutein, Zeaxanthin)	Tomaten, gelbe Rüben, Kürbis, Kohl, Petersilie	Schutz gegen freie Radikale und Sauerstoffreste
Vitamin A	Fischöle, Leber, Eigelb, Milch(produkte)	Schutz gegen freie Radikale und Sauerstoffstress; verbessert das Sehen in der Dämmerung
Riboflavin	Hefe, Getreidekörner, Milch, Käse, Eier	Schutz gegen freie Radikale und Sauerstoffstress
Folsäure	grüne Blattsalate, Weizenkeime, Rinderleber	verringert oxidativen Stress durch Abbau von Homocystein
Bioflavonoide	Obst, Gemüse	Schutz gegen freie Radikale und Sauerstoffstress; erweitern Kapillare
Zink	Fisch, Schalentiere, Fleisch, Milch(produkte), Vollgetreide	Bestandteil antioxidativer Enzyme
Selen	Fisch, Fleisch, Sojabohnen, Reis, Sesamsamen, Kokosnuss, Pistazienkerne, Paranüsse Hummer	Bestandteil antioxidativer Enzyme
Cyst(e)in	Pilze, Kohl, Erbsen, Spinat, Mais, Weintrauben	Bestandteil antioxidativer Enzyme und der Linsenproteine
Taurin	Algen, Pilze	Schutz gegen freie Radikale und Sauerstoffstress; regeneriert geschädigte Zellen
Docosahexaensäure	fetter Fisch	verbessert Sehschärfe und Dämmerungssehen

DIE WICHTIGSTEN MIKRONÄHRSTOFFE FÜR DIE AUGEN

Vitamine für die Augen

Vitamin C

Vitamin C ist nicht nur ein Fitmacher für das Immunsystem, es ist auch für die Augengesundheit unentbehrlich

Dieses wasserlösliche Vitamin ist nicht nur für die Abwehrkräfte ein unentbehrlicher Schutzstoff, es ist auch ein universeller Fitmacher für die Augen.

Das Wichtigste über Vitamin C

Gesundheitsnutzen: Synthese des im Bindegewebe enthaltenen Kollagens, Synthese von Nebennierenhormonen, Resorption von Eisen, Wundheilung, Heilung von Knochenbrüchen, Stimulierung der Abwehrkräfte, Aktivierung und Regulierung des Zellstoffwechsels, Krebsschutz (Wirkung als Antioxidans), Schutzfaktor gegen Umweltschadstoffe

Symptome bei Mangel:
leichte Mängel: Verlust des Wohlbefindens, Frühjahrsmüdigkeit, Infektanfälligkeit, rasche Ermüdbarkeit

schwerer Mangel: Skorbut mit Blutungen in Zahnfleisch, Haut, Muskulatur und Gelenke, Anämie

Symptome bei Überdosierung: Bildung von Harnsteinen, Nierensteinen, Übelkeit, Durchfall

Täglicher Bedarf für einen gesunden Erwachsenen: 75–1000 mg

Beste Nahrungsquellen: Zitrusfrüchte, Brokkoli, schwarze Johannisbeeren, Hagebutten, Paprikaschoten

Von allen Organen des Körpers ist das Auge dem stärksten oxidativen und photooxidativen Stress ausgesetzt. In den Sehorganen müssen dessen Folgen, die freien Radikale, daher sehr konsequent bekämpft werden.

Ein überaus wirkungsvolles Antioxidans ist Vitamin C. Doch die Natur hat hier bereits vorgesorgt: Die Vitamin-C-Konzentration in den Augen ist rund 50-mal höher als im Blut. Führt man dem Körper mehr Vitamin C zu, steigt auch der Vitamin-C-Gehalt im Auge.

Seine größte Berühmtheit erlangte Vitamin C als Radikalenfänger

Vitaltipps

- Die Aufnahme von Vitamin C erfolgt im oberen Dünndarm. Mit steigender Einzeldosis sinkt die Aufnahmerate, weshalb mehrere kleine Einzeldosen wirksamer sind als eine große Einmaldosis.
- Ein erhöhter Bedarf besteht bei starker körperlicher Arbeit, bei Krankheit, in Schwangerschaft und Stillzeit, bei Schilddrüsenüberfunktion, Diabetes, nach Operationen und bei großer Flüssigkeitszufuhr.
- Die Bioverfügbarkeit von Vitamin C aus unterschiedlichen Quellen wie Orangen, Orangensaft, gekochtem Brokkoli und Vitamintabletten unterscheidet sich nicht.
- Für eine gute Versorgung der Augen mit Vitamin C empfehlen Experten täglich 150 bis 250 mg. Diese Dosierung reicht zur Sättigung der Augengewebe.

Vitamin C ist ein äußerst starkes Antioxidans. Es wirkt eigentlich gegen alle Arten von freien Radikalen und schützt die Augen optimal vor deren Angriffen. Es erhöht außerdem die körpereigene Synthese von Glutathion, das ein wichtiger Bestandteil des im Auge konzentriert vorkommenden antioxidativen Enzyms Glutathionperoxidase ist. Daneben regeneriert es Vitamin E und erhöht damit dessen Wirkung.

So schützt Vitamin C die Augen

- Ausgezeichneter Schutz vor freien Radikalen
- Erhöht die Konzentration an Glutathion, einem Baustein eines antioxidativen Enzyms
- Beugt einer »Verzuckerung« von Proteinen und damit einer Verengung der Kapillaren vor (bedeutend für Diabetiker)
- Senkt das Risiko von altersbedingten Augenerkrankungen
- Kann das Auftreten einer altersabhängigen Linsentrübung verzögern

Diabetiker und Raucher haben einen weit höheren Verbrauch von Vitamin C. Während Diabetes oft ein unvermeidliches Schicksal ist, ist Rauchen ein Laster, das man im Interesse gesunder Augen (und eines gesunden Körpers) lassen sollte

Zusätzlichen Schutz bietet Vitamin C vor der diabetischen Retinopathie vor (siehe S. 89). Sie sollten wissen: Sowohl bei Zuckerkranken als auch Rauchern ist der Vitamin-C-Bedarf um circa 50 Prozent erhöht. Dies erklärt wohl das deutlich erhöhte Risiko von Diabetikern und Rauchern, an oxidationsabhängigen Augenleiden (Linsenerkrankungen, Makuladegeneration, diabetische Retinopathie) zu erkranken.

Es wird ferner vermutet, dass eine hohe Vitamin-C-Aufnahme über einen längeren Zeitraum dem Altersstar vorbeugen kann. Auch das Risiko einer Makuladegeneration wird durch eine gute Versorgung mit Vitamin C gesenkt. Es schützt die Retina nicht nur vor oxidativem, sondern auch vor photooxidativem Stress, wahrscheinlich dadurch, dass es verbrauchtes Vitamin E regeneriert. Menschen, die sich (beruflich) viel im Freien aufhalten, sollten daher unbedingt auf eine ausreichende Vitamin-C-Versorgung achten. Da dieses Schutzvitamin ferner zur Eigensynthese des Kollagens, der Stützsubstanz der Gewebe und Gefäße, benötigt wird, stärkt es auch die Stabilität der empfindlichen Kapillargefäße im Sehorgan. Die Augen werden somit besser durchblutet.

Vitamin E

Die Bezeichnung Vitamin E umfasst eine Reihe von Substanzen, die sich in ihrem chemischen Aufbau nur geringfügig unterscheiden. Sie werden als α-, β-, γ- und δ-Tocopherole bezeichnet. Die größte biologische Wirkung besitzt das α-Tocopherol.

Vitamin E schützt die fetthaltigen Zellwände vor dem Angriff der freien Radikale

Das Wichtigste über Vitamin E

Gesundheitsnutzen: Schutz empfindlicher Strukturen vor aggressiven Stoffwechselprodukten wie etwa der Fettsäuren, von Vitamin A, der roten Blutkörperchen; Stärkung des Immunsystems (Bildung von Antikörpern); Schutz vor Umweltschadstoffen (Wirkung als Antioxidans)

Symptome bei Mangel: Blutarmut, Nervenschäden, Muskelschwund; erhöhtes Risiko für Herzerkrankungen, Schlaganfall, Katarakte und einige Krebsarten

Symptome bei Überdosierung: Kopfschmerzen, Übelkeit, Schwindel, Muskelschwäche, spröde Lippen

Täglicher Bedarf für einen gesunden Erwachsenen: 12 mg, berechnet als α-Tocopheroläquivalent.
1 I.E. Vitamin E entspricht 0,7 mg D-α-Tocopherol

Beste Nahrungsquellen: Pflanzenöle, Getreidekeimöle, Getreidekeimlinge, Butter, Nüsse (insbesondere Sonnenblumenkerne), Margarine (mit Zusatz von synthetischem Vitamin E), Ei, Leber, Avocado, Brokkoli, grünes Blattgemüse;

Beachten Sie: Je mehr ungesättigte Fettsäuren verzehrt werden, desto höher ist der Vitamin-E-Bedarf!

Vitamin E ist ein fettlösliches Antioxidans und beugt vor allem der Oxidation der Fettsäuren im Auge vor. Wie alle Körperzellen haben auch die Zellen der Augenlinsen fetthaltige Umhüllungen, die so genannten Zellmembranen, deren Beschädigung einen Funktionsverlust der Linsen zur Folge hätte. Vitamin E hält diese Strukturen intakt. Einen erheblichen Fettanteil, der für gutes Sehvermögen sogar sehr bedeutend ist, hat außerdem die Netzhaut. Die für die Bildaufnahme wichtigen Photorezeptoren in der Netzhaut und insbesondere der Makula enthalten nämlich hohe Konzentrationen der Omega-3-Fettsäure Docosahexaensäure (DHA). Diese Fettsäure reagiert sehr empfindlich auf (photo-)oxidativen Stress. Für ihren Schutz wird viel Vitamin E verbraucht. Vitamin E erhöht wie Vitamin C außerdem den Glutathionspiegel und gewährleistet dadurch zusätzlichen Schutz vor freien Radikalen.

Am besten ist die antioxidative Wirkung des Vitamin E im Verbund mit Vitamin C

Vitaltipps

- Für den Wert eines Pflanzenöls als Vitamin-E-Lieferant entscheidet der Gehalt an der Wirkform (α-Tocopherol, nicht der Gesamttocopherolgehalt. Reich an (α-Tocopherol sind Weizenkeim-, Maiskeim- und Sonnenblumenöl. Sojaöl enthält zwar sehr viel Vitamin E, aber nur wenig (α-Tocopherol und ist somit ein schlechter Vitamin-E-Lieferant.
- Der tägliche Vitamin-E-Bedarf hängt ferner von der Aufnahme ungesättigter Fettsäuren ab, die mit Vitamin E abgepuffert werden. Dementsprechend steigt der Bedarf an Vitamin E beim Verzehr von Fisch und Vitamin-E-armen.

Für das Auge ist insbesondere die Vitamin-E-Form α-Tocopherol wichtig, deren Schutzwirkung vor allem auf die Fettsäuren zielt. Für Raucher, die ein besonders hohes Risiko für degenerative Augenerkrankungen tragen, ist ferner Gamma-Tocopherol von

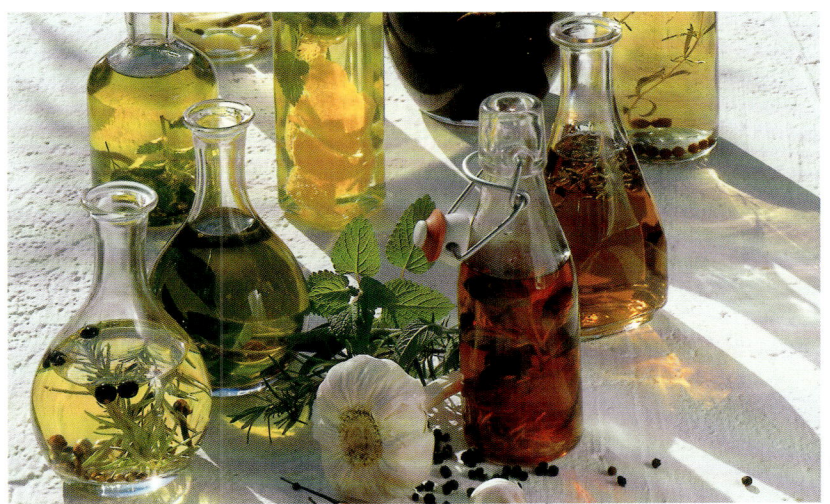

Bedeutung. Eine der schädlichsten oxidativen Substanzen im Zigarettenrauch, das Stickstoffdioxid, wird damit nämlich effektiver neutralisiert als mit α-Tocopherol. Übrigens: Auch Vitamin-E-Präparate mit ausschließlich »natürlichem« Vitamin E enthalten kein Gamma-Tocopherol. Fragen Sie bei Bedarf nach Spezialpräparaten.

Einen guten Schutz bietet Vitamin E vor Linsentrübungen. Diese Wirkung beruht vermutlich auf einer Gesamtreduzierung der oxidativen Belastung des Organismus, da der Vitamin-E-Gehalt der fettarmen Linse nur unwesentlich erhöht werden kann. Dagegen lässt sich der Vitamin-E-Spiegel der fettreichen Netzhaut durch Supplementierung signifikant erhöhen. Zum Erhalt der Aktivität von Vitamin E sind zudem ausreichende Spiegel von Vitamin C in der Retina nötig.

Im Tierversuch schützt die Gabe von Vitamin E vor Schäden an der Linse und vor Linsentrübung (Katarakt). So reduzierte bei Mäusen, deren Linsen bestrahlt wurden, die Gabe von Vitamin E die Katarakthäufigkeit von 83 Prozent auf 11 Prozent.

Je besser die Vitamin-E-Versorgung, desto seltener tritt eine Linsentrübung auf bzw. desto langsamer schreitet eine bereits bestehende Linsentrübung fort

Ein hoher Blutspiegel an Vitamin E beziehungsweise eine Vitamin-E-Supplementierung schützt auch beim Menschen vor Katarakt. Bei einer schlechten Vitamin-E-Versorgung ist das Katarakt-Risiko um das Zwei- bis Vierfache erhöht.

Fehlt Vitamin E zusammen mit dem Spurenelement Selen, so führte dies im Tierversuch mit Ratten zu einer dramatischen Anhäufung von lipofuscinähnlichen Pigmenten in der Netzhaut und zu einem signifikanten Verlust an Photorezeptor-Zellen in der Makula. Lipofuscinähnliche Pigmente sind braune Alterspigmente, die sich mit fortschreitendem Lebensalter überall im Organismus bilden können. Am auffälligsten sind solche braunen Altersflecken in der Haut. Bilden sie sich verstärkt in der Netzhaut, führt dies unweigerlich zu Sehverlusten.

Rauchen führt zu verminderten Blutspiegeln an Vitamin E und Vitamin C und erhöht das Risiko für AMD um das Doppelte

Affen, die mit einer Vitamin-E-armen Diät ernährt wurden, entwickelten nach zwei Jahren eine Degeneration der Makula, insbesondere der Photorezeptoren in den Stäbchen und Zapfen. Auch hier häuften sich ähnlich wie bei der Ratte lipofuscinähnliche Pigmente in dem Pigmentepithel an. Es kommt zum Krankheitsbild der altersabhängigen Makuladegeneration (AMD). Auch beim Menschen zeigen sich deutliche Zusammenhänge zwischen niedrigen Vitamin-E-Spiegeln und einem erhöhten Risiko für AMD beziehungsweise deren Fortschreiten. Diabetiker stehen immer unter einem erhöhten oxidativen Stress. Dieser schädigt über eine komplizierte Immunreaktion direkt die Gefäßwände und verengt die Gefäße und Kapillaren,

Tipp: Schutzstoffe vor AMD

- Bei niedrigen Vitamin-E-Spiegeln steigt das Risiko für die Entwicklung einer altersbedingten Makuladegeneration. Bei einer Supplementierung mit Vitamin E sind Präparate vorzuziehen, die neben Alpha-Tocopherol auch Gamma-Tocopherol enthalten.

was die Ursache für die Entstehung einer diabetischen Retino-pathie ist. Wie Vitamin C reduziert auch Vitamin E bei Diabetikern die Glykosilierung von Proteinen (»Verzuckerung«) und schützt zusätzlich die Gefäßwände.

Vitamin A

Dieses fettlösliche Vitamin kommt als Vitamin A und Provitamin A (Beta-Carotin, Alpha-Carotin) in der Nahrung vor. Aus anderen wichtigen Carotinoiden wie Lutein, Lycopin und Zeaxanthin kann der Körper kein Vitamin A herstellen. Vitamin A ist nur in Lebensmitteln tierischen Ursprungs enthalten.

Vitaltipps
- Vitamin-A-haltige Produkte immer zerkleinert und zusammen mit Fett verzehren (Sahne, Pflanzenöl); nur so kann Vitamin A vom Körper absorbiert werden.
- Vitamin A immer zusammen mit Vitamin E einnehmen, da es bei Vitamin-E-Mangel schlechter verwertet wird.
- Eine Überdosierung ist nur mit Vitamin A möglich, nicht mit Beta-Carotin.
- Das in Karotten reichlich enthaltene Beta-Carotin wird aus rohen, grob zerkleinerten Karotten praktisch nicht aufgenommen, sehr gut dagegen aus gekochten, passierten Möhren.

Vitamin A ist für das Sehen von außerordentlich großer Bedeutung. Die Lichtrezeptoren in der Retina sind Vitamin-A-haltig. Jeder auf die Netzhaut treffende Lichtstrahl aktiviert einen Vitamin-A-haltigen Eiweißstoff und bewirkt dadurch einen Nervenimpuls, der dann in ein Bild übersetzt wird. Da das Vitamin A bei diesen Vorgängen verbraucht wird, muss es ständig nachge-

Vitamin A ist für gutes Tag- als auch Nacht-sehen sehr wichtig

Die besten Nahrungsquellen für Vitamin A sind tierische Lebensmittel, seine Vorstufen Beta-Carotin und Alpha-Carotin sind in gelben und grünen Gemüsen enthalten

Das Wichtigste über Vitamin A

Gesundheitsnutzen: Sehvermögen (Hell-Dunkel-Anpassung), Aufbau und Erhalt von Haut und Schleimhäuten (zu wenig Vitamin A lässt Haut und Schleimhäute rauh und rissig aussehen), Stärkung des Immunsystems (verbesserte Infektabwehr), Schutzfaktor vor Umweltgiften (Wirkung als Antioxidans), Fortpflanzungsfähigkeit (Vitamin A ist an der Bildung der Sexualhormone beteiligt), Krebsschutz (insbesondere gegen Brust- und Lungenkrebs)

Symptome bei Mangel:
bei leichtem Mangel: Hauttrockenheit, Sekretionseinschränkungen der Schweiß-, Tränen- und Talgdrüsen sowie der Magenzellen, erhöhte Infektanfälligkeit, Verdickung und Austrocknung der Hornhaut, verschlechtertes Dämmerungssehen, Nachtblindheit, erhöhte Blendempfindlichkeit der Augen
bei starkem Mangel: Appetitverlust, erhöhte Anfälligkeit gegen Krankheiten aller Art, herabgesetzte Widerstandskraft gegen körperliche und seelische Belastungen

Symptome bei Überdosierung: Kopfschmerzen, Übelkeit, Schlafstörungen, Haarausfall, Knochenschwellungen an den Extremitäten

Täglicher Bedarf für einen gesunden Erwachsenen:
Frauen 0,8 mg, Männer 1 mg (1 mg Vitamin A entspricht 3333 J.E. Vitamin A)

Beste Nahrungsquellen:
Fischöle, Leber, Eigelb, Milch(produkte), gelbes Obst und Gemüse (insbesondere Grünkohl und Spinat)

liefert werden. Es sollte daher immer ausreichend in der Nahrung vorkommen.

Vitamin-A-Mangel führt zu Nachtblindheit und erhöhter Blendempfindlichkeit. Die Höhe der Aufnahme von Vitamin A spielt aber vermutlich keine große Rolle für die Entwicklung eines Altersstars oder der altersabhängigen Makuladegeneration.

Die gelegentlich geäußerte Warnung vor Augenschäden durch die Einnahme von Vitamin-A-haltigen Präparaten gilt nur für sehr hohe Dosierungen und sollte insbesondere von Schwangeren beachtet werden. Nebenwirkungen treten erst ab Dosierungen von mehr als 50 000 I.E. Vitamin A/Tag auf. Dies ist das Zehn- bis Dreißigfache der üblichen Aufnahme aus der Nahrung beziehungsweise als Nahrungsergänzung.

Vitamin B$_2$

Eine andere Bezeichnung für dieses wasserlösliche Vitamin ist Riboflavin. Ganz ähnlich wirkt das ebenfalls zur Gruppe der B-Vitamine gehörende Niacin (Nicotinsäure, Nicotinamid). Vitamin B$_2$ ist eng mit dem Stoffwechsel des antioxidativen Enzyms Glutathionperoxidase verbunden, das die Linse vor oxidativem Stress schützt. Ein Mangel an diesem Enzym führt zu erniedrigten Glutathionkonzentrationen in der Linse und kor-

Riboflavin ist bedeutend für den Stoffwechsel von Kohlenhydraten, Fetten und Proteinen. Es ist Baustein von Enzymen

Vitaltipps

- Ein Vitamin-B$_2$-Mangel geht meist mit anderen Vitamindefiziten einher, so dass er nur schwer diagnostiziert werden kann.
- Ein erhöhter Bedarf liegt in der Schwangerschaft, der Stillzeit, der Wachstumsphase, bei Infektionen, erhöhter Schilddrüsentätigkeit und erhöhter Flüssigkeitszufuhr vor.

Das Wichtigste über Vitamin B$_2$

Gesundheitsnutzen: Partner zahlreicher Enzyme der Atmungskette und damit beteiligt an der Energiegewinnung aus Fett, Eiweiß und Kohlenhydraten; Abbau und Aufbau von Fettsäuren; Beteiligung am Sehprozess (genaue Funktion unbekannt)

Symptome bei Mangel: Wachstumsminderung bei Kindern, Schädigung an Augen, Schleimhäuten und Haut; Störungen der Embryonalentwicklung (Missbildungen)

Symptome bei Überdosierung: brennende und kribbelnde Haut

Täglicher Bedarf: Frauen 1,5–1,7 mg, Männer 1,7–1,8 mg

Beste Nahrungsquellen: Hefe, Getreidekörner, Gemüse, Früchte, Fisch, Fleisch, Milch, Käse, Eier

Antioxidanzien sind Vitamine, Spurenelemente und zahlreiche Pflanzeninhaltsstoffe. Ihr Gesundheitsnutzen für den Organismus gilt als erwiesen

reliert mit einem erhöhten Auftreten von Katarakten. Umgekehrt konnte die Katarakthäufigkeit bei Personen im Alter zwischen 65 und 74 Jahren mit einer Kombination von Vitamin B$_2$ (3 mg/Tag) mit Nicotinamin (40 mg) über fünf Jahre um 40 Prozent gesenkt werden.

Zur Erhaltung der Augengesundheit ist daher eine ausreichende Zufuhr von Vitamin B$_2$ über die Nahrung oder gar als Nahrungsergänzung sinnvoll.

Antioxidanzien für die Augen

Antioxidanzien sind Verbindungen, die aggressive Stoffwechselteilchen wie freie Radikale einfangen und neutralisieren. Sie fungieren also als eine Art »Müllabfuhr« des Körpers und unterstützen das Immunsystem bei seiner Arbeit.

Verschiedene Verbindungen können als Antioxidans wirken. Dazu gehören die Vitamine A, C und E, das Spurenelement Selen und zahlreiche Pflanzeninhaltsstoffe. Enthält das Blut reichlich Antioxidanzien, profitieren auch die Augen davon.

Carotinoide

Carotinoide sind eine in der Natur weit verbreitete Klasse von Pflanzeninhaltsstoffen. Sie verleihen Früchten und Gemüsen ihre gelbe, rote oder orange Farbe. Es sind rund 600 verschiedene Carotinoide bekannt; mit der Nahrung werden davon regelmäßig etwa 60 aufgenommen, meist jedoch in sehr kleinen Mengen. Einige Carotinoide, insbesondere das Beta-Carotin, können im Organismus bei Bedarf in Vitamin A umgewandelt werden. Andere wichtige Carotinoide wie Lycopin, Lutein und Zeaxanthin sind dagegen keine Vitamin-A-Lieferanten. Eine wertvolle

Die wichtigsten Carotinoide, ihre Bedeutung für die Augen und ihr Vorkommen in der Nahrung

Carotinoid	Funktion	Gute Nahrungsquellen
Bete-Carotin	Provitamin A, Antioxidans	Karotten, Kürbis, Grünkohl, Petersilie
Alpha-Carotin	Provitamin A, Antioxidans	Karotten, Kürbis
Lycopin	starkes Antioxidans	Tomaten(saft), Mandarinen, Papaya
Lutein, Zeaxanthin (Xanthophylle)	Kommen als einzige Carotinoide im Auge selbst, insbesondere in der Netzhaut und der Makula vor, wichtige Schutzstoffe des Auges	Grünkohl, Petersilie, Spinat, Mais

Carotinoide, die gelb-oran-gen Pflanzen-farbstoffe, sind wichtige Schutzfaktoren für die Augen

Eigenschaft ist jedoch allen Carotinoiden gemein: Sie wirken als Antioxidanzien – und zwar vor allem im Auge. Ohne Carotinoi-de enthielte das Schutzsystem der Augen große Löcher.

Tiere und Menschen können keine Carotinoide synthetisieren. Sie sind aber in der Lage, die mit der Nahrung aufgenommenen Carotinoide zumindest teilweise in andere Verbindungen umzu-formen, etwa in das Augenschutzvitamin A.

Im Auge direkt kommen nur die Carotinoide Lutein und Zea-xanthin vor, alle anderen Carotinoide sind im Auge kaum nach-weisbar. Besonders hohe Konzentrationen werden in der Retina, insbesondere in der Makula lutea, dem gelben Fleck, erreicht, weniger viele sind in der Linse. Im Zentrum der Makula beläuft sich das Verhältnis von Zeaxanthin zu Lutein auf rund zwei zu eins, an den Rändern überwiegt Lutein. Da Zeaxanthin im Auge aus Lutein synthetisiert werden kann, ist die Aufnahme von Lutein mit der Nahrung daher besonders wichtig.

Die Hauptaufgabe von Lutein und Zeaxanthin in Retina und Makula ist der Schutz vor energiereichem blauem und ultravio-lettem Licht und die Bekämpfung von Sauerstoffradikalen. Lutein und Zeaxanthin bewahren vor der schädigenden Wir-kung des Lichts, was auch Forschungsergebnisse eindeutig bele-gen: Eine Erhöhung des Gehalts an Lutein und Zeaxanthin in der Makula um 20 bis 40 Prozent verringert die Belastung durch blaues und ultraviolettes Licht um etwa 40 Prozent. Dadurch werden die Photorezeptoren geschützt.

Tipp: Beachten Sie bei der Nahrungszubereitung

• Während Alpha- und Beta-Carotin sowie Lycopin relativ hitzeunempfind-lich sind, also in gekochter Form immer noch ihre volle Wirkung zeigen, sind Lutein und Zeaxanthin sehr hitzeempfindlich. Die Lebensmittel soll-ten am besten überhaupt nicht oder nur kurz erhitzt werden.

Lutein und Zeaxanthin im Auge

- Einzige Carotinoide im Auge
- Schutz vor energiereichem blauem und ultraviolettem Licht
- Lutein kann in Zeaxanthin umgewandelt werden
- Schutz vor Sauerstoffstress

Lutein und Zeaxanthin sind die einzigen Carotinoide, die in Linse, Retina und Makula nachgewiesen werden können

Zahlreiche Untersuchungen zeigen, dass eine hohe Aufnahme von Carotinoiden, insbesondere von Lutein, vor Altersstar schützt. Mehreren Studien belegen außerdem, dass Patienten mit AMD in der Netzhaut und der Makula niedrigere Konzentrationen an Lutein und Zeaxanthin aufweisen als gesunde gleichaltrige Kontrollpersonen – niedrige Level an diesen Schutzstoffen könnten daher ein ursächlicher Faktor für die Entwicklung einer Makuladegeneration sein.

Der Gehalt an Lutein im Serum, in der Retina und Makula lässt sich durch eine vermehrte Aufnahme problemlos erhöhen. Dabei steigt der Serumspiegel relativ rasch innerhalb von zwei bis drei Wochen an. In der Makula erreicht er nach zwei Monaten sein Maximum. Nach dem Absetzen der Luteingaben sinken die Serumspiegel schnell wieder auf ihren Ausgangswert zurück, während die Konzentration in der Makula auch lange nach dem Absetzen konstant hoch bleibt. Auch niedrige Gaben von Lutein und Zeaxanthin (10 mg Lutein, 0,3 mg Zeaxanthin) führen innerhalb von etwa vier Wochen zu einer Erhöhung der Pigmentdichte der Makula und damit zu einem verbesserten Schutz gegen oxidativen Stress. Die tägliche Zufuhr von sechs Milligramm Lutein, wie sie zum Beispiel in 60 bis 100 g Spinat liefern, verringert das AMD-Risiko um circa 40 bis 50 Prozent. Das Fortschreiten einer bereits bestehenden AMD wird zumindest verlangsamt.

Spinat ist eine hervorragende Quelle für den Augenschutzfaktor Lutein und sollte häufig – am besten als Salat – gegessen werden

Abschließend ein warnendes Wort für alle Raucher: Sie tragen ein erhöhtes Risiko für AMD, da der Zigarettengenuss nicht nur die Spiegel von Vitamin C und E senkt, sondern auch die der Carotinoide einschließlich des Lutein. Raucher haben daher eine geringere Konzentration an Lutein/Zeaxanthin in der Makula.

Tipp: Schutz der Augen vor der Sonnenlicht

• Menschen, die sich viel im Freien aufhalten, sollten auf eine ausreichende Zufuhr von Lutein und Zeaxanthin achten. Dies gilt auch besonders vor einem Urlaub in lichtreichen Gegenden (Meer, Gebirge).

Bioaktivstoffe: Schutz durch Bioflavonoide

Die »Wunderwaffe« gegen Zivilisationskrankheiten umfasst bis zu 10000 pflanzliche Substanzen, die eines gemein haben: Die Bioaktivstoffe reparieren durch Stress verursachte Schäden

Bioaktivstoffe heißt eine mittlerweile viel beachtete Geheimwaffe aus dem Pflanzenreich. Hinter diesem Begriff verbergen sich rund 5000 bis 10 000 Substanzen, die zwar alle nicht lebensnotwendig sind, aber Gesundheit und Wohlbefinden entscheidend fördern. Zu dieser Gruppe gehören zahlreiche Pflanzeninhaltsstoffe wie Farbstoffe, Bitterstoffe, Duft- und Aromastoffe, aber auch Enzyme und die schon lange bekannten Ballaststoffe. In erster Linie bewahren diese bioaktiven Stoffe den Körper vor Schädigungen, die langfristig die Grundlage für Krankheiten wie Krebs, Herzinfarkt, Arthritis, Schlaganfall, Nierenleiden oder Diabetes schaffen.

Bioaktivstoffe führen im Körper all die kleinen Wartungsarbeiten durch, die für das Gesundbleiben so wichtig sind: Sie fangen zellschädigende freie Radikale ein, binden giftige Gallensäuren und schädliches Cholesterin, reparieren die Erbsubstanz, inaktivieren Krebs erregende Substanzen und fördern die schnelle Ausscheidung von Umweltgiften. Dadurch könnten sie nach

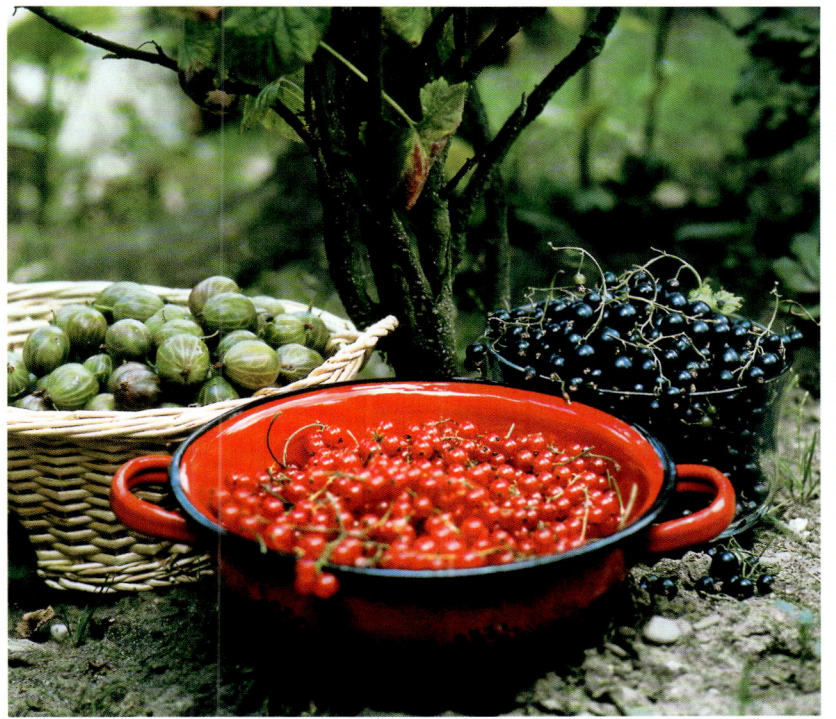

Bioflavonoide – die Stoffe, die Obst und Gemüse ihre Farbe verleihen – sind auf den Schutz der feinsten Blutgefäße spezialisiert

neuesten Erkenntnissen der Wissenschaftler zu einer »Wunderwaffe« gegen Zivilisationskrankheiten werden.

Auch im Auge führen bioaktive Mikronährstoffe Reparaturarbeiten durch und bessern durch Umweltstress verursachte Schäden wieder aus. Besondere Bedeutung für die Augengesundheit haben die Bioflavonoide. Diese wirken ausgesprochen antioxidativ, erweitern und entspannen die Gefäße und halten die feinsten Blutgefäße offen und frei – und das ist vor allem für die Augen wichtig.

Um dauerhafte Effekte für die Gesundheit zu erzielen, müssen Bioaktivstoffe regelmäßig und in einer ausreichenden Menge genossen werden. Mit normaler Mischkost nimmt ein Bundesbürger durchschnittlich 1,5 bis 2 Gramm dieser Substanzen zu sich. Wünschenswert wäre aber die doppelte Menge. Daher:

• Täglich zwei Portionen Obst, zwei bis drei Portionen Gemüse und Vollkornprodukte essen. Generell gilt: Den Schwerpunkt auf pflanzliche Lebensmittel legen, tierische sollten die Bedeutung einer Beilage bekommen.

• Frische Nahrungsmittel möglichst wenig verarbeiten, am besten roh essen.

• Bunte Obst- und Gemüsesorten gegenüber blassen bevorzugen, also rote Zwiebeln, dunkelgelbe und rote Äpfel, reife, tiefrote Tomaten, Blutorangen und rosa Grapefruit, dunkelgrüner Salat.

Holunder- und Heidelbeeren sowie blaue Trauben sind für die Augengesundheit besonders wertvoll

Die für das Auge besonders wichtige Gruppe der Bioflavonoide kommt in Früchten wie Orangen, Trauben, Äpfeln, in Gemüsen wie Spinat, Brokkoli, Zwiebeln, Beeren wie Holunder, Heidelbeeren sowie in grünem und schwarzem Tee vor. Ganz besonders wirksam sind die tief blau gefärbten Anthocyane aus Holunder- und Heidelbeeren, roten Trauben und Rotwein.

Bioflavonoide haben eine starke antioxidative Wirkung und schützen dadurch das Auge und die Netzhaut vor oxidativem Stress (freie Radikale). Im Tierexperiment verhinderten Bioflavonoide sowohl die Entstehung von Linsentrübungen als auch deren weiteres Fortschreiten.

Neben ihrer antioxidativen Wirkung erweitern und entspannen Bioflavonoide die Gefäße, insbesondere die feinen Adergefäße, die so genannten Kapillaren. Dieser gefäßerweiternde Effekt kann sich günstig auf die diabetische Retinopathie auswirken. Eine vergleichende Untersuchung von 20 Diabetikern erbrachte jedenfalls, dass Bioflavonoide die Wände der Kapillaren stabilisieren und die Durchblutung erhöhen.

Bioflavonoide schützen nach jüngsten Erkenntnissen auch die empfindlichen Fettsäuren in den Augen vor oxidativer Zersetzung.

Antioxidative Enzyme im Auge

Nicht nur Antioxidanzien, auch antioxidative Enzyme schützen das Auge vor den Folgen von oxidativem Stress. Unter Enzymen versteht man gemeinhin Eiweißverbindungen, die Körperreaktionen erst ermöglichen oder beschleunigen, zum Beispiel die Spaltung von Nahrung, den Aufbau von Hormonen oder die Heilung von Verletzungen. Ohne Enzyme läuft im Organismus gar nichts, die Lebensvorgänge kämen ohne diese Biokatalysatoren zum Erliegen.

Antioxidative Enzyme bieten sich den im Körper kreisenden freien Radikalen als optimale Partner an, verbinden sich mit ihnen und machen sie dadurch unschädlich. Nach der Reaktion werden sie neu gebildet. Entscheidend dafür ist jedoch, dass die notwendigen Grundbausteine im Organismus vorhanden sind. Zu diesen Rohstoffen zählen vor allen die Spurenelemente Selen und Zink sowie die Aminosäure Cystein. Fehlen diese Substanzen, stoppt die Enzymsynthese. Antioxidative Enzyme sind eine unentbehrliche Schutzpolizei im Organismus. Sie bewahren die körpereigenen Strukturen vor vorzeitigem Verschleiß. Es ist daher sehr wichtig, dass diese Enzyme optimal funktionieren.

Die für das Auge wichtigsten antioxidativen Enzyme sind Glutathioperoxidase, Superoxiddismutase sowie die Katalase.

Enzyme sind Biokatalysatoren. Ohne sie läuft im Organismus gar nichts

Enzym	Zur Wirkung unbedingt notwendige Substanz
Glutathioperoxidase	Selen, Cystein
Katalase	Zink
Superoxiddismutase	Zink

Glutathionperoxidase und Glutathion

Das Spurenelement Selen ist ein wichtiger Baustein antioxidativer Augenenzyme

Das Enzym Glutathionperoxidase und sein Partner, die Eiweißverbindung Glutathion, bauen in einem gemeinsamen Prozess Wasserstoffperoxid und Lipidperoxide ab. Diese Peroxide entstehen teilweise im normalen Stoffwechselablauf, sind außerordentlich reaktionsfreudig und können großen Schaden anrichten, weshalb sie sofort beseitigt werden müssen. Peroxide bilden sich im normalen Stoffwechselgeschehen, können durch Schadstoffe, Stress oder Medikamente, aber auch in erhöhten Maßen entstehen. Lipidperoxide gelangen hauptsächlich durch den übermäßigen Verzehr von ungesunden Fetten wie erhitztem oder ranzigem Fett (Frittierte Produkte, Pommes, Chips etc.) in den Körper.

Ein entscheidender Baustein für die Glutathionperoxidase ist Selen – ein Mangel an Selen vermindert daher deren Enzymaktivität. Dieses zentrale Spurenelement ist in allen Geweben des Auges vorhanden, die Konzentration im Retinapigmentepithel ist etwa 100-mal höher als in der Retina. Der Grund dafür ist, dass dort besonders reichlich vorkommende empfindliche Fettsäuren geschützt werden müssen.

Tipp: Cystein und Selen – Bausteine des Augenschutzfaktors Glutathion

• Um den Spiegel des wichtigen Augenschutzfaktors Glutathion zu erhöhen, sollten Sie regelmäßig folgende Lebensmittel verzehren:
für Selen: Fleisch, Reis, Weizenvollkornprodukte, Sojabohnen, Kokosnuss, Sesamsamen, Pistazienkerne;
für Cystein: Pilze, Kohl, Erbsen, Spinat, Mais, Weizenkeime.
Die direkte Zufuhr von Glutathion bringt keine Erhöhung des Glutathionspiegels, da Glutathion bereits im Darm weitgehend in seine Bestandteile aufgespalten und daher nur in geringen Mengen resorbiert wird.

Der Glutathionspiegel kann durch die Nahrung als auch durch durch die Gabe der Aminosäure Cystein oder Acetylcystein, aber auch durch Vitamin C und Vitamin E erhöht werden. Die Einnahme von täglich 500 mg Vitamin C hebt innerhalb von 14 Tagen dessen Wert um ca. 50 Prozent an. Durch Vitamin E gelingt es, die Glutathionspiegel im Kammerwasser und in der Linse signifikant zu steigern und damit das Auge besser vor oxidativem Stress zu schützen.

Superoxiddismutasen und Katalasen

Diese Enzyme kommen in verschiedenen Formen vor und fangen Sauerstoffradikale ein. Für ihr einwandfreies Funktionieren ist das Spurenelement Zink, das in großen Mengen im Retinapigmentepithel enthalten ist, notwendig. Mit zunehmendem Alter nimmt die Konzentration beider Enzyme ab.

Mineralien und Spurenelemente für die Augen

Zink

Zink ist das häufigste Spurenelement im Auge und in den Pigmenten der Netzhaut besonders hoch konzentriert. Zinkmangel kann eine Verschlechterung der Dunkelanpassung und Nachtblindheit nach sich ziehen.
Ausreichende Zinkspiegel sind daneben für eine maximale Aktivität der antioxidativen Enzyme Superoxiddismutase und Katalase notwendig.
Bei Menschen, die unzureichend mit Zink versorgt sind, verbessert die Zufuhr dieses Spurenelements eine bereits bestehende altersabhängige Makuladegeneration. Experten empfehlen Pa-

Ein Superstoff für das Immunsystem: das Spurenelement Zink

Eine niedrige Zinkaufnahme korreliert mit dem Risiko für altersabhängige Makuladegeneration

tienten mit AMD und senilen Katarakten daher, täglich 10 bis 20 mg Zink zur Sicherstellung des Bedarfs zu supplementieren. Ein Rat übrigens, der auch von zahlreichen Studien gestützt wird:

Bei einer ausreichenden Deckung des Zinkbedarfs (täglich 10–29 mg) ist das AMD-Risiko um etwa 40 Prozent niedriger als bei Personen mit einer geringen Zinkversorgung (weniger als 4 mg Zink/Tag).

Zink spielt daneben eine wesentliche Rolle bei der Bindung von Insulin in den Pankreaszellen. Auffällig viele Diabetiker neigen

Das Wichtigste über Zink

Gesundheitsnutzen: Bestandteil von rund 160 Enzymen, Stärkung des Immunsystems, Förderung des Eiweiß- und Kohlenhydratstoffwechsels, Bestandteil des zuckersenkenden Hormons Insulin, Förderung der Wundheilung, Regulierung des Säure-Base-Haushalts

Symptome bei Mangel: erhöhter Stress bei gleichzeitigem Zinkmangel in der Nahrung, Appetitlosigkeit, Störungen im Eiweiß-, Fett- und Kohlenhydratstoffwechsel, Verlust des Geschmacks- und Geruchsempfindens, Infektanfälligkeit, Haarausfall, schuppige Haut, verzögerte Wundheilung, Wachstumsstörungen, Unfruchtbarkeit

Symptome bei Überdosierung: Magen-Darm-Störungen, Probleme der Muskelkoordination, Blutarmut

Täglicher Bedarf eines gesunden Erwachsenen: 15 mg
Beste Nahrungsquellen: Fisch, Schalentiere, Fleisch, Milch, Milchprodukte, Vollgetreide

Vitaltipps
- Werden säurehaltige Lebensmittel in Behältern mit Zinküberzug gelagert, kann es nach ihrem Genuss zu einer Zinkvergiftung kommen.
- Giftige Schwermetalle wie Kadmium, Blei, Quecksilber, Zinn hemmen die Aufnahme von Zink, ebenso kleiereiche Getreideprodukte mit hohem Phytingehalt (nicht mit Sauerteig hergestellte Brote; Sauerteiggärung senkt den Phytingehalt um 90 Prozent).
- Eine exzessive Zinkzufuhr verstärkt die Ausscheidung von Kupfer.
- Zink aus Fleisch, Eiern und Milch wird zu 30 bis 40 Prozent aufgenommen, aus Pflanzen nur zu 5 bis 10 Prozent.

zu einer verstärkten Ausscheidung von Zink über die Nieren – ungenügende Zinkversorgung könnte daher, so die Vermutungen von Wissenschaftlern, auch bei der Entwicklung einer diabetischen Retinopathie eine Rolle spielen. Eine Zinksupplementierung führt im Frühstadium einer diabetischen Retinopathie zu einer erhöhten Aktivität der antioxidativen Enzyme (siehe auch S. 41).

Selen

Selen erlangte als wichtiger Fitmacher für das Immunsystem und Radikalenfänger richtiggehende Berühmtheit. Dass das Spurenelement auch für die Augen benötigt wird, ist weniger bekannt.

Selen ist Bestandteil der Wirkgruppe Glutathionperoxidase, eines an der Entgiftung von Wasserstoffperoxid beteiligten Enzyms. Selen stimuliert daher die Entgiftungsmechanismen der Augen gegenüber freien Radikalen (siehe auch »Antioxidative Enzyme im Auge«, S. 41).

Der Immunfitmacher Selen stimuliert auch die Entgiftungssysteme im Auge

NIE WIEDER BRILLE!

Achten Sie bei der Einnahme von Selenpräparaten auf die Dosierungsempfehlungen!

Das Wichtigste über Selen

Gesundheitsnutzen: vielfältiger Schutzstoff, Ausleitung von Schadstoffen (Schwermetalle, Wasserstoffperoxid), da Bestandteil des Enzyms Glutathionperoxidase, Verbesserung der Immunantwort, Schutz vor Herzinfarkt und Brustkrebs, Verzögerung von Alterungsprozessen

Symptome bei Mangel: Schäden an Leber, Herzmuskel, Keimdrüsen, Muskeln
Symptome bei Überdosierung: Vergiftung, erkennbar an Haar- und Nagelverlusten, gelblicher Haut und Müdigkeit

Täglicher Bedarf für einen gesunden Erwachsenen: 2–100 µg

Beste Nahrungsquellen: Fleisch, Sojabohnen, Meeresfrüchte, Hummer, Paranüsse, Kokosnüsse, Vollkornprodukte aus Weizen, Sesamsamen, Pistazienkerne

Vitaltipps
- Die Verarbeitung kann den Selengehalt von Lebensmitteln beträchtlich senken. So enthält Braunreis 15-mal mehr Selen als polierter Reis, Vollkornmehl 50 Prozent mehr als weißes Mehl.
- Derzeit liegen erst wenige Daten über die Resorptionsraten von Selen vor. Auffällig ist, dass die Selenversorgung bei Vegetariern und Nicht-Vegetariern nicht zu unterscheiden ist, obwohl tierische Lebensmittel besonders selenreich sind.
- Selenpräparate sind in hohen Dosen giftig. Daher Packungsbeilage genau beachten!

Weitere Schutzfaktoren für das Auge

Docosahexansäure (DHA)

Die Docosahexansäure DHA ist eine mehrfach ungesättigte langkettige Omega-3-Fettsäure und die wichtigste Fettsäure der Photorezeptoren der Retina. Ihr Anteil an den gesamten Fettsäuren im Auge beträgt rund 50 Prozent. Eine Unterversorgung mit DHA führt bei Säuglingen zu einer schlechteren Entwicklung des Sehvermögens und der Sehschärfe. Doch die Natur hat vorgesorgt: Muttermilch ist reich an DHA.

Im Tierexperiment konnte gezeigt werden, dass ein Mangel an DHA zu einer Verschlechterung der Dunkelanpassung und verringerter Sehschärfe führt.

Daneben kommt es zu einer Strukturveränderung der Photorezeptoren und der Sehschärfe im zentralen Gesichtsfeld, da DHA auch für die Durchlässigkeit der Zellmembranen verantwortlich ist. Eine Nahrungsergänzung mit DHA verbesserte in zahlreichen Studien beim Menschen die Dunkelanpassung innerhalb nur eines Monats.

DHA kommt vor allem in fettreichen Fischen aus kalten Gewässern vor, zum Beispiel in Makrelen, Hering oder Lachs.

DHA-Mangel bedingt eine verringerte Sehschärfe und Dunkelanpassung

Aminosäuren Taurin und Cystein

In der Linse und in der Netzhaut sind die schwefelhaltigen Aminosäuren Cystein und Taurin besonders hoch konzentriert. Die höchsten Taurinwerte werden in der Retina erreicht. Diese Aminosäure ist an der Entwicklung der Retina, an deren Erhaltung und der Sehschärfe beteiligt.

Taurin kann direkt mit der Nahrung aufgenommen sowie im Körper aus der Aminosäure Methionin unter Mitwirkung der B-

NIE WIEDER BRILLE!

Vitamine Folsäure, Vitamin B6 und B12 synthetisiert werden. Bei altersabhängigen Augenerkrankungen wie Altersstar ist es daher sinnvoll, reines Taurin zu ergänzen beziehungsweise die körpereigene Synthese durch eine ausreichende Zufuhr von B-Vitaminen sicherzustellen. Taurin kommt vor allem in Meeresalgen, aber auch in Pilzen (insbesondere Shiitakepilzen) vor.

Cystein ist ein Bestandteil der Verbindung Glutathion, die wiederum ein Glied in der Kette der antioxidativen Enzyme ist.

Ernährung und Nahrungsergänzung – ergänzen, was fehlt

Die orthomolekulare Medizin beschäftigt sich mit der Krankheitsverhütung mit Hilfe von Nährstoffen

Die moderne Schulmedizin weiß – dank der Erkenntnisse der Molekularbiologie – immer genauer, welche Stoffe der Körper braucht, um gesund und leistungsfähig zu bleiben. Aus diesem Ansatz entwickelte sich der Medizinzweig der Orthomolekularen Medizin. Ein Grundsatz dieser Richtung ist, daß Vitamine, Mineralien, Spurenelemente und weitere Pflanzeninhaltsstoffe zur gezielten Behandlung und Verhütung bestimmter Krankheiten eingesetzt werden. »Orthomolekular« bedeutet soviel wie »das richtige Teilchen in der richtigen Menge am richtigen Ort«.

Einer der Pioniere dieser Lehre ist der inzwischen verstorbene Nobelpreisträger Linus Pauling. Er definierte Orthomolekulare Medizin als »die Erhaltung guter Gesundheit unter Behandlung von Krankheiten durch Veränderungen der Konzentrationen von Substanzen im menschlichen Körper, die normalerweise im Körper vorhanden sind«. Es handelt sich dabei also um eine schonende, kausal wirkende und sehr erfolgreiche, ganzheitliche Heilmethode.

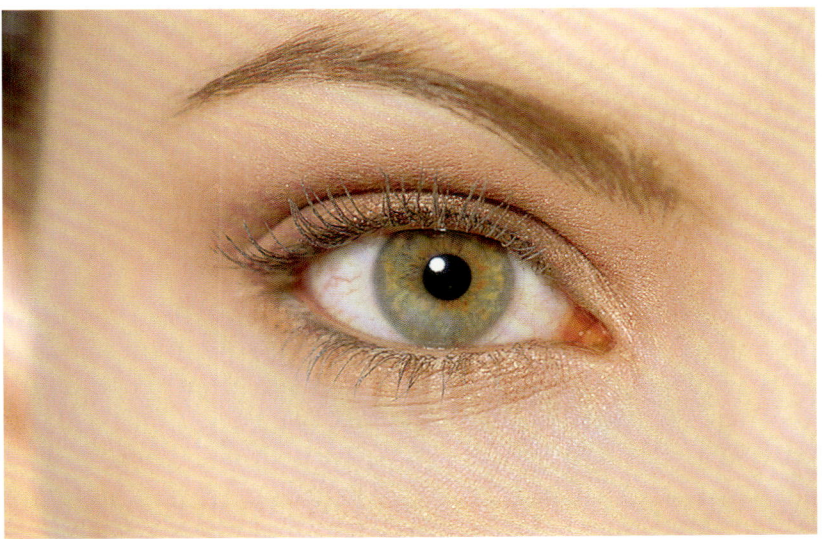

Orthomolekulare Augenheilkunde – ganzheitlich heilen

Während in der Immunologie orthomolekulare Therapien bereits fest etabliert sind, steht die Augenheilkunde hier erst noch am Anfang. Die auf den vorhergehenden Seiten geschilderten Erkenntnisse über den Vitalstoffbedarf der Augen sind vor allem in Deutschland noch revolutionär, finden aber zunehmend Eingang in die Augenarztpraxen.

Bei der Ernährung gilt also in doppeltem Sinn das Motto: Die Augen essen mit. Eine Kost, die reich an Fitmachern für die Augen ist, aktiviert und sichert deren natürliche Schutzmechanismen. Als Richtlinie für die jeweils benötigten Mengen dient der bei den jeweiligen Nährstoffprofilen angegebene Tagesbedarf. In jungen Jahren und bei Fehlen größerer körperlicher oder seelischer Belastungen liefert eine ausgewogene Ernäh-

Die jüngsten wissenschaftlichen Erkenntnisse über den Vitalstoffbedarf der Augen sind in Deutschland noch revolutionär

rung in der Regel alles, was das Auge braucht. Doch mit fort-schreitendem Lebensalter oder in bestimmten Lebenssituatio-nen kann der erhöhte Bedarf nicht mehr über die tägliche Nah-rung gedeckt werden (siehe Kasten rechte Seite).

Reserven für den Notfall

Mittlerweile gibt es spe-ziell auf die Bedürfnisse der Augen ab-gestimmte Nahrungser-gänzungen

Bei erhöhtem Vitalstoffbedarf sollten die Biohelfer fürs Auge, um einem Mangel vorzubeugen, gezielt zugeführt werden. Durch die regelmäßige und großzügige Aufnahme dieser Stoffe geben Sie den Augen Gelegenheit, gewisse Depots für »schlech-tere« Zeiten zu bilden. Nur so können Sie sichergehen, dass zu keinem Zeitpunkt die Wirkstoffe für die Schutzmechanismen fehlen. Eine Nahrungsmittelergänzung ist also ein wichtiger Teil der Hilfe zur Selbsthilfe.

Ein weiterer Pluspunkt: Durch eine rechtzeitige Zufuhr der rich-tigen Vitalstoffen kann die Entwicklung von degenerativen Augenerkrankungen verzögert, vielleicht sogar verhindert wer-den.

Derzeit gibt es auf dem Markt nur ein Produkt, das nach den Erkenntnissen der modernen Augenmedizin zusammengesetzt ist und alles enthält, was das Auge speziell benötigt: das Produkt OrthoVision® der Firma Orthomol. Eine Kapsel OrthoVision® liefert alle augenwichtigen Bestandteile (Vitamine, Spurenele-mente, Aminosäuren, Bioflavonoide und Fettsäuren) in optimal abgestimmter Dosierung und gleicht so Nährstoffmängel im Auge aus.

Das Präparat ist rezeptfrei in Apotheken erhältlich, die Monats-packung kostet 78,80 Mark. Da sich die enthaltenen körpereige-nen Bausteine mühelos in das Stoffwechselgeschehen einfügen, sind auch keine Nebenwirkungen zu erwarten. Sprechen Sie im Zweifelsfall Ihren Arzt auf eine solche Nahrungsergänzung an.

Ursachen für erhöhten Vitalstoffbedarf

- Einseitige Ernährungsform oder minderwertige Kost (Fast Food, Fertiggerichte, Diätprodukte)
- Hohe Strahlenexposition (meist beruflich bedingt, betroffen sind Bauarbeiter, Personal auf Schiffen, Extremsportler etc.)
- Extreme Lichtbedingungen (zum Beispiel Aufenthalt im Hochgebirge, am Meer oder auf dem Wasser, in der Wüste)
- Vorliegen degenerativer Augenerkrankungen, etwa einer Makuladegeneration oder Linsentrübung
- Allgemeinerkrankungen, die mit einer schlechten Resorption von Vitalstoffen einhergehen (Magen-Darm-Erkrankungen, Schwäche der Bauchspeicheldrüse)
- Schwangerschaft oder höheres Lebensalter
- Bei Infekten, Tumoren, Stress, Leistungssport, nach Operationen und Verletzungen, Alkoholismus (Leberschaden)
- Konsum von Arzneien wie Abführmitteln, Entwässerungsmitteln, krampflösenden Mitteln, Antibiotika, Antibabypille

Gemeinsam stark: Kombinationspräparate

Die moderne Medizin begreift den Stoffwechsel immer mehr als ein Netzwerk von ineinander greifenden Prozessen. Außer bei bestimmten Erkrankungen ist es tatsächlich wenig sinnvoll, nur einzelne Vitalstoffe zu supplementieren. Dies trifft insbesondere auf die antioxidativen Schutzstoffe zu. Da die einzelnen Antioxidanzien unterschiedliche Wirkungsspektren haben, ist die Kombination mehrerer Substanzen mit Sicherheit empfehlenswerter als die isolierte Zufuhr eines Einzelstoffs.

Kombinationspräparate decken die Wirkungsspektren aller Augenschutzstoffe ab und kommen der natürlichen Ernährungsweise am nächsten

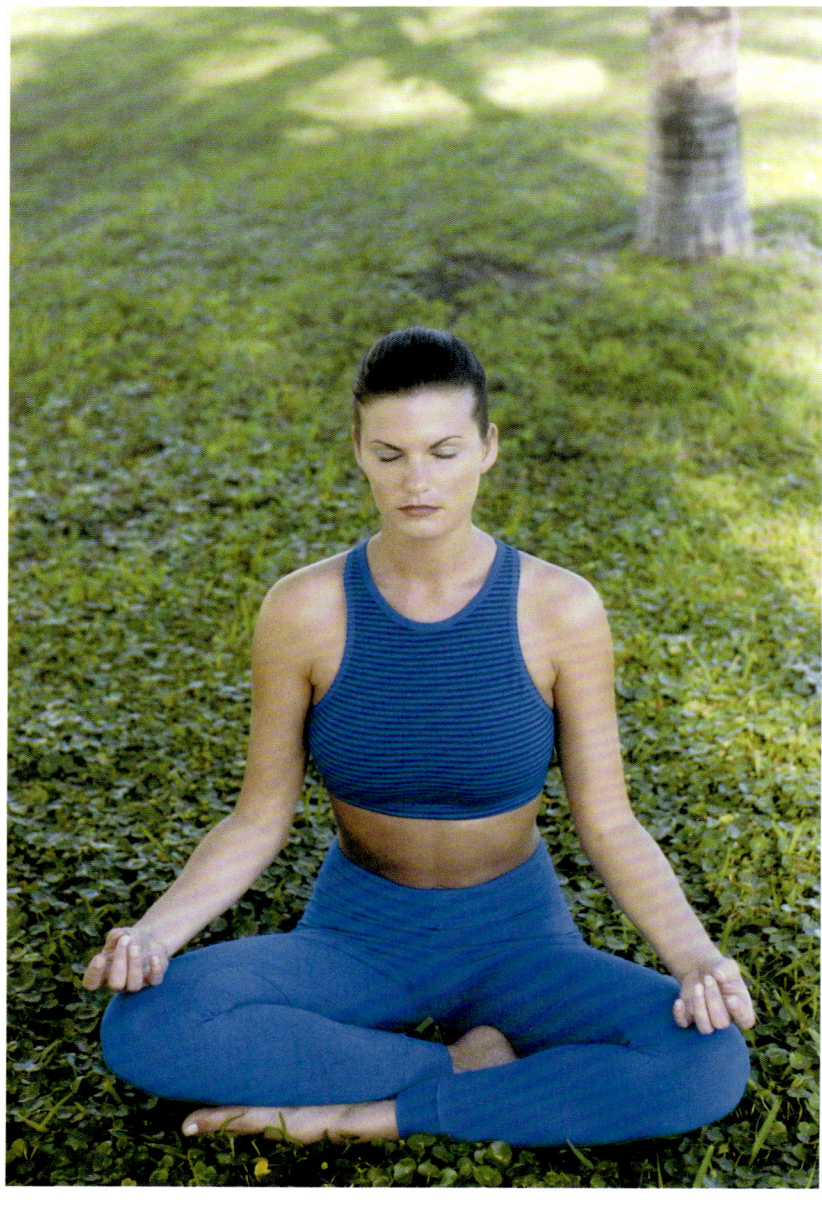

Fahrplan für gutes Sehen:
So stärken Sie Ihre Sehkraft

Nachlassendes Sehvermögen oder degenerative Prozesse sind kein unabwendbares Altersschicksal. Nehmen Sie die Gesundheitsvorsorge für Ihre Augen selbst in die Hand. Die Mittel lauten richtige Ernährung, ausreichende Bewegung, Sonnenlicht, Entspannung und Atmen. Und: Auch die Augen wollen trainiert werden.

Mit der richtigen Kost gegen Augenerkrankungen

Die Gesundheitspflege der Augen beginnt auf dem Teller. Wie Sie im vorigen Kapitel erfahren haben, ist eine ausreichende Versorgung mit Vitalstoffen für das optimale Funktionieren der Augen sogar unerlässlich. Stellen Sie in Zukunft Ihre Ernährung ganz bewusst unter diesem Gesichtspunkt zusammen. Wichtig ist hierbei die Regelmäßigkeit. Es nützt nichts, nur ab und zu vitalstoffreich zu essen. Im gleichen Maße, wie die Augen rund um die Uhr ihren Dienst tun, benötigen sie auch permanent Nachschub an diesen wichtigen Substanzen.

Orientieren Sie sich einfach an den folgenden Regeln, und Sie werden merken, dass eine Kost, die den Augen gut tut, auch für den gesamten Körper ein Labsal ist:

• Bevorzugen Sie Lebensmittel, die reich an speziellen Augenvitalstoffen sind. Genießen Sie zum Beispiel morgens ein Müsli

Sorgen Sie selbst für die Gesundheit Ihrer Augen: mit vollwertiger Ernährung, dem richtigen Maß an Bewegung, Entspannung und der richtigen Atemtechnik

mit Heidelbeeren oder Aprikosen, essen Sie oft spinathaltige Hauptgerichte, oder servieren Sie häufiger Kürbis.

• Bereiten Sie Ihre Speisen aus wenig vorbehandelten Grundnahrungsmitteln zu. So vermeiden Sie Nährstoffverluste.

• Greifen Sie nur zu hochwertigen Nahrungsmitteln. Im Hinblick auf den Vitamin- und Mineralstoffgehalt lohnt es sich, vor allem bei Obst und Gemüse entsprechend der Saison marktfrische Ware aus ökologischem Anbau zu kaufen.

• Essen Sie regelmäßig Frischkost, also frisches Obst und Gemüse. Dies sind wahre Vitalitätsbomben für Ihre Augen.

• Vermeiden Sie leere Kalorienträger (Süßigkeiten, Weißmehlprodukte, Limonaden) sowie Fast Food und Fertigprodukte. Sie belasten damit Ihren Stoffwechsel unnötig und muten den Augen Stoffwechselstress zu.

• Essen Sie generell weniger Fleisch, und verzichten Sie weitgehend auf fettreiche Wurst- und Fleischwaren. Auch diese erzeugen Stoffwechselstress.

• Bevorzugen Sie Vollkornprodukte. Gegenüber den entsprechenden Produkten aus Weißmehl enthalten die Vollkornvarianten reichlich Ballaststoffe, Vitamine und Mineralien und beugen somit Mangelerscheinungen vor.

• Meiden Sie fettreiche Speisen, und achten Sie auch auf versteckte Fette etwa in Fleisch, Wurst, Schokolade, Sahne, Nüssen, Bratfetten. Zu viel Fett kann zu Gefäßverengungen führen, worunter auch die Versorgung der Augen leidet.

• Essen Sie ausreichend hochwertiges Eiweiß. Gute Quellen sind Milch und Milchprodukte, Kartoffeln, Vollgetreideprodukte, mageres Fleisch, Geflügel und Fisch.

• Trinken Sie ausreichend, am besten zwei bis drei Liter am Tag. Geeignet sind Trinkwasser (sofern von einwandfreier Qualität), Mineralwasser, ungesüßte Kräuter- und Früchtetees. Ein gesunder Flüssigkeitshaushalt hält die Augen feucht und vermeidet Trockenheitsbeschwerden.

Die meisten Augenschutzstoffe finden sich in frischem Obst und Gemüse und Vollkornprodukten

Die 15 Top-Lebensmittel für die Augen

Zitrusfrüchte, Paprika, Holunder, Heidelbeeren, blaue Trauben, Getreide-keimöle, Tomaten(saft), Spinat, Kürbis, Sojabohnen, Vollkornprodukte, Pil-ze, Algen, Petersilie, fetter Fisch

Bewegung und Sonnenlicht für gute Durchblutung der Augen

Sport für die Augen

Je stärker die Augen durchblutet sind, desto besser werden sie mit allen nötigen Vitalstoffen versorgt. Und für eine gute Kör-perdurchblutung ist kaum ein Mittel geeigneter als regelmäßi-ger Sport.

Ein moderates körperliches Training kommt praktisch allen Organen und Funktionsabläufen des Körpers zugute – und wirkt sich so indirekt auch positiv auf die Augen aus: Das Herz-Kreislauf-System wird aktiviert; die Atmung wird tiefer, sie bekommt eine niedrigere Frequenz; die Lunge wird besser ver-sorgt und die Atemarbeit nimmt ab. Dadurch kommt rascher fri-sches, nährstoffreiches Blut in die Augen. Der Stoffwechsel wird angekurbelt, der Cholesterinspiegel sinkt, Harnsäureschlacken im Blut verringern sich, die inneren Drüsen werden angeregt und die einzelnen Organe besser durchblutet. Dadurch werden Stoffwechselabfälle, die auch für das Auge gefährlich werden können, schneller ausgeschieden. So haben Sie länger einen guten (Durch-)Blick.

Sport ist nicht nur ein Labsal für den Körper, sondern auch für die Augen

Das Immunsystem wird stimuliert, und starke Abwehrkräfte bekämpfen Entzündungsherde, auch im Bereich der Augen, schon an den Wurzeln. Und nicht zuletzt profitiert der psychische Bereich von Bewegung: Aufgestaute Aggressionen und angehäufte Stresshormone werden besser abgebaut, Entspannung stellt sich ein. Ein entspannter Körper ist die Grundvoraussetzung für gutes Sehen.

Bewegen Sie Ihre Augen möglichst viel. Lassen Sie Ihren Blick wandern und starren Sie nicht

Was viele nicht wissen: Bei körperlichen Aktivitäten werden auch die Augenmuskeln trainiert. Bei jeder Bewegung wandern die Augen mit und beugen so einer Erstarrung der Augenmuskeln vor. Ein idealer Sport hierfür ist übrigens Tischtennis. Dabei sind die Augen ständig auf Wanderschaft.

Im Rahmen der Gesundheits- und speziell der Augenvorsorge sollte nicht die sportliche Leistung im Vordergrund stehen. Sport muss vor allem immer Freude und Spaß machen. Dazu reicht es, etwa 20 bis 40 Prozent über das normale tägliche Aktivitätsmaß hinaus aktiv zu sein. Orientieren Sie sich zudem an Ihrer jeweiligen Tagesform und Ihrer mentalen Verfassung – und nicht an einer vorgegebenen Fitnesstabelle.

Ebenso wenig Sinn macht ein einseitiges Trainingsprogramm. Drei- bis viermal wöchentlich jeweils 30 bis 60 Minuten Bewegung reichen völlig aus. Optimale Ergänzung sind kleine Gymnastikeinheiten von fünf bis zehn Minuten. Wer zwischen sportlichem Wandern, Jogging, Radfahren, Schwimmen und Gymnastik abwechselt, hat ein ideales und einfaches Übungsprogramm, das die Augen fit hält.

Sonnenlicht

Unsere Augen brauchen Sonne, Luft und Licht. Ständiger Aufenthalt in geschlossenen Räumen kann die Sehkraft schwächen. Gönnen Sie sich und Ihren Augen daher regelmäßig einen Spa-

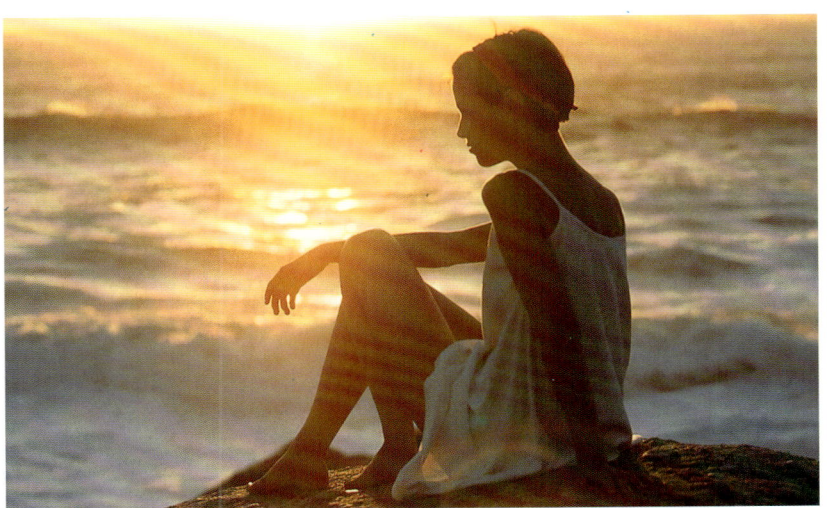

ziergang. Lassen Sie Ihren Blick dabei in die Ferne schweifen, und beobachten Sie den Himmel. Das diffuse Licht eines bewölkten Himmels wirkt beruhigend und entspannend und wird von den Augen als besonders angenehm empfunden. Ein klarer, strahlend blauer Himmel hebt die Laune.

Licht ist – sofern es nicht direkt auf die Augen trifft – Nahrung für die Sehzellen. Viele Augentherapeuten empfehlen zur Stärkung der Sehkraft sogar ein tägliches Sonnenbad. Und so funktioniert es: Setzen Sie sich dazu bequem und mit geschlossenen Augen in die Sonne, und lassen Sie das Sonnenlicht zehn bis fünfzehn Minuten auf Ihre Augen scheinen. Rollen Sie dabei leicht mit den Augäpfeln hin und her, und bewegen Sie Ihren Kopf leicht, so dass die Lichtstrahlen immer wieder einen anderen Einfallwinkel haben. Spüren Sie, wie die Wärme Ihre Augen durchdringt und die Durchblutung fördert. Am effektivsten ist diese Übung in der Morgensonne. Machen Sie diese Übung keinesfalls in der prallen Mittagssonne, Sie verbrennen sonst Ihre Augenlider.

Baden Sie Ihre geschlossenen Augen möglichst oft in der Sonne. Sie stärken damit Ihre Sehkraft

Entspannung und Atmen gegen Sehstress

Richtiges Atmen entspannt den ganzen Körper und ist eine wesentliche Voraussetzung für gutes Sehen

Wichtige Voraussetzung für klares Sehen sind ein entspannter und gut durchtrainierter Körper sowie eine kraftvolle und freie Atmung.

Viele Fehlsichtigen leiden unter chronischen Verspannungen der Schulter- und Nackenmuskulatur, wodurch der Blut- und Energiefluss zu den Augen gestört ist. Schuld daran ist meist eine sitzende Tätigkeit, insbesondere wenn die Arbeit ständig unter Zeitdruck verrichtet werden muss.

Ver- und Anspannungen an Körper und Seele sind eine der Hauptfolgen von Stress: Muskeln verhärten, die Atmung wird ungleichmäßig, schnell und flach. Oft fällt allein der Vorgang des Atmens schon schwer. Verspannte Muskulatur und falsches Atmen kosten dem Körper unnötige Kraft und erschweren die Blutversorgung.

Abhilfe schaffen hier gezielte Bewegungsübungen und Massagen. Vorbeugend wirken Entspannungs- und Atemübungen. Mit Hilfe dieser Techniken gelingt es, die Musklen zu lockern und wieder richtig zu atmen. Richtiges Atmen ist eine unglaubliche Kraftquelle des Organismus.

Tipp: Warnsignale Verspannungen und Atemblockaden

• Nehmen Sie Muskelverspannungen und Atemblockaden unbedingt ernst. Sie bekämpfen damit Sehstörungen direkt an der Wurzel. Sehr hilfreich sind auch spezielle Entspannungstechniken wie Yoga, Tai Chi oder Autogenes Training.
Volkshochschulen und zahlreiche Fitness-Studios bieten hier entsprechende Kurse an.

Atemübungen

Atemtechniken eignet man sich am besten unter Anleitung eines kompetenten Lehrers an. Generell sollten Sie mit Atemübungen behutsam umgehen und es vor allem am Anfang nicht übertreiben. Atemübungen regen einzelne Organfunktionen stark an. Wer jahrelang falsch, das heißt zu flach geatmet hat, kann zunächst Probleme (Hitzewallungen, Schlafstörungen) bekommen. Menschen mit Herzrhythmusstörungen, Asthma und Schilddrüsenüberfunktion sollten Atemübungen generell nur nach Rücksprache mit ihrem Hausarzt durchführen. Wer jedoch gelernt hat, richtig zu atmen, profitiert davon immer. Im Alltag hat er regelrecht den »längeren Atem«.

Beachten Sie: Atemübungen regen einzelne Organfunktionen stark an. Gehen Sie bei Ihren Übungen daher behutsam vor

Stöhnen für den freien Atem

Eine einfache Atemtechnik ist die folgende Stöhnübung. Mit ihr können Sie sich nach einem anstrengenden Arbeitstag oder Termin körperlich und seelisch wieder beruhigen und entspannen. Die Übung geht wie folgt:

- Setzen Sie sich aufrecht auf einen Stuhl, beugen Sie dann den Oberkörper nach vorne, und stützen Sie bei gestrecktem Rücken die Unterarme auf die Oberschenkel.
- Nun atmen Sie »riechend« ein, so als würden Sie an einem Parfumfläschchen schnuppern, und unter Stöhnen wieder aus. Folgen Sie dabei der Atembewegung bis in den Rücken hinein.
- Beim Ausatmen lassen Sie innerlich wie äußerlich los. Das Ausatmen sollte länger als das Einatmen andauern. Legen Sie nach dem Ausatmen eine kleine Pause sein. Nach vier bis sechs Atemzügen atmen Sie tief aus und lassen »es« wieder einatmen. Dehnen Sie sich zum Abschluss, und gähnen Sie.

Auflegen der Handflächen

Durch die Übung wird der Blick klarer und der ganze Körper entspannt

Diese Übung entspannt und erfrischt die Augen und beruhigt gleichzeitig das Nervensystem. Sie sollte zweimal täglich fünf bis zehn Minuten durchgeführt werden.

• Setzen Sie sich bequem und aufrecht hin, und stützen Sie die Ellbogen auf (gegebenenfalls ein Buch unterlegen). Dann legen Sie die leicht gewölbten Handteller mit der Innenseite sanft auf die geschlossenen oder halb geöffneten Augen. Der untere Handballen ruht auf den Wangenknochen. Atmen Sie dabei tief und gleichmäßig, lassen Sie Ihren Gedanken freien Lauf. Entspannen Sie sich.

Augenmassage

Die Augenmassage entkrampft die Augenmuskeln

Auch eine sanfte Eigenmassage der verspannten Augenmuskulatur ist hilfreich:

• Massieren Sie bei geschlossenen Augen leicht mit den Zeigefingern über die Augenlider und um die Augen, bis Sie vor Ihrem inneren Auge alle Regenbogenfarben sehen, und beobachten Sie, wie diese wieder verschwinden. Eine zusätzliche sanfte Massage des Nackens und des Haaransatzes löst Verspannungen, die das Sehvermögen blockieren.

Tipp: Schnelle Kohl-Kompressen

• In Ayurveda geschulte Ärzte empfehlen folgendes Schnellrezept für klare und strahlende Augen: Weichen Sie zwei frische Kohlblätter in kochendem Wasser ein, lassen Sie diese etwas abkühlen, und legen Sie sie als Kompressen 10 bis 15 Minuten auf die geschlossenen Augen.

Augenbad

Sofortige Erfrischung bei müden und gereizten Augen schenken Augenbäder oder Augenkompressen. Für das Augenbad benötigen Sie eine Augenbadewanne (erhältlich in der Apotheke). Diese mit einem Kräutersud füllen (beachten Sie, dass alle Pflanzenteile sorgfältig herausgefiltert wurden) und zunächst auf das geschlossene Auge setzen. Dann das Auge langsam öffnen. Hin und her rollen und die Flüssigkeit einwirken lassen. Spüren Sie die beruhigende und klärende Wirkung. Anschließend die Prozedur am anderen Augen wiederholen.
Die Kräutermischungen können auch für Kompressen verwendet werden. Dazu zwei Mullläppchen oder Wattepads mit der Flüssigkeit tränken und 15 Minuten auf die geschlossenen Augen legen. Entfernen Sie vorher das Augen-Make-up!

Ob Augenbad oder -kompressen: Nutzen Sie die Heilkraft von Pflanzen

Kräutermischungen für die Augen

- 1 Esslöffel Kamillentee oder Fencheltee mit ¼ Liter kochendem Wasser überbrühen, 10 Minuten ziehen lassen, gut abseihen.
- 1 Esslöffel frische Petersilie mit ¼ Liter kochendem Wasser überbrühen, nach 15 Minuten gut abseihen.
- 1 Esslöffel Augentrost mit einer Tasse kochendem Wasser überbrühen, nach 15 Minuten gut abseihen.
- ¼ Teelöffel naturreiner Bienenhonig mit einem Esslöffel Wasser verdünnen, auf die Augen träufeln.
- ¼ Tasse Milch plus 1 bis 2 Esslöffel Rosenwasser vermischen, Kompressen damit tränken.

  Im Handel gibt es auch fertige Augenbäder, die nur noch mit Wasser verdünnt werden müssen (Apotheke, Reformhaus).

Augentraining für besseres Sehen

Wer schlecht sieht, kann diesen Mangel mit einer Sehhilfe – Brille oder Kontaktlinsen – beheben. Dies ist für alle Betroffenen sicherlich eine große Erleichterung, eine Heilung oder Linderung bringen die Hilfen allerdings nicht.

Rollen Sie immer wieder bewusst Ihre Augen in verschiedene Richtungen. Sie halten dadurch Ihre Augenmuskeln fit und leistungsfähig

Sie können die Sehfähigkeit auch auf natürliche Weise verbessern, nämlich durch ein ganzheitliches Augentraining. Wichtigste Inhalte des Trainings sind, wieder bewusst zu sehen und sich klar zu machen, dass Sehen ein Vorgang ist, an dem der ganze Körper beteiligt ist. Dazu gehören ein gezieltes Augenmuskeltraining (zum Beispiel Rollen der Augen, Wechsel zwischen Blick in die Nähe und Ferne) sowie Entspannungsübungen. Derartige Übungen lassen sich in Kursen erlernen und sind in der Fachliteratur gut dokumentiert (siehe Literaturtipps, S. 95). Sie ersetzen jedoch nie die kompetente Behandlung eines Augenarztes.

Verstehen Sie Ihren persönlichen Sehfehler als Aufforderung zu einem bewussteren Umgang mit Ihren Sehorganen – und nicht als Defekt, den es mechanisch zu korrigieren gilt. Überlassen Sie Ihre Sehkraft nicht resigniert optischen Geräten, sondern bemühen Sie sich selbst um ein besseres Sehen. Auch wenn ein Augentraining keine Wunder vollbringen kann, kann es doch die Sehstärke und insbesondere die Sehqualität entscheidend verbessern.

Sehtraining mit der Rasterbrille

Eine originelle und durchaus wirksame Methode des Sehtrainings sind Rasterbrillen. In diesen Brillen befindet sich an Stelle eines Korrekturglases ein mit Kunststoff abgedunkeltes Punktraster, das etwa dem Facettenauge einer Fliege ähnelt. Der einfallende Lichtstrahl wird durch diese Perforierung bereits vor dem Auge gebündelt und trifft dadurch direkt auf die Netzhautmitte – also auf die Stelle des schärfsten Sehens. Durch das entstehende nahezu scharfe Bild wird das Gehirn animiert, die restliche Scharfstellung über die Augenmuskeln zu bewerkstelligen. Ein weiterer Vorteil: Es ist unmöglich, durch die Rasterbrille zu starren. Um zu sehen, müssen die Augen ständig von einem Loch zum anderen wandern. Und das fördert die Beweglichkeit der Augen.

Testergebnisse zeigen, dass sich das tägliche 20- bis 30-minütige Tragen einer Rasterbrille insbesondere auf die Wahrnehmungsfähigkeit, Sehschärfe, das Farbempfinden, die Beweglichkeit und Lichttoleranz des Auges positiv auswirkt – unabhängig von der Art des Sehfehlers. Das Training ist außerdem ohne Nebenwirkungen. Rasterbrillen können rezeptfrei beim Optiker oder bei verschiedenen Vertriebsfirmen (z. B. Meta-Produkte, München) bezogen werden.

Trainingsgerät für die Augen: die Rasterbrille

Augentraining mit der Rasterbrille

Folgende Einsatzmöglichkeiten bietet eine Rasterbrille:
• Entspannung der Augenmuskulatur, insbesondere nach Bildschirmarbeit oder Fernsehen
• Verbesserung vorhandener Sehstörungen wie Kurz- oder Weitsichtigkeit, Stabsichtigkeit, Alterssichtigkeit
• Verbesserung von Augenerkrankungen wie Glaukom oder Katarakt
Hinweis: Tragen Sie eine Rasterbrille aus Sicherheitsgründen niemals im Straßenverkehr!

Tipps für besondere Stresssituationen

Fernsehen

Beim Fernsehen sind die Augen lange Zeit unbeweglich auf eine relativ kleine Fläche gerichtet. Das bedeutet einen Superstress für die Augenmuskeln. Außerdem wird durch das konzentrierte Starren auf den Bildschirm der Lidschlag verlangsamt, der Tränenfilm wird dünner und reißt schließlich ab. Je geringer der Abstand zum Fernsehgerät ist, desto größer ist übrigens die Anstrengung. Bei minderwertigen Geräten flimmert das Bild überdies geringfügig, was die Augen zusätzlich müde macht. Beachten Sie beim Fernsehen folgendes:
• Halten Sie einen ausreichenden Abstand (mindestens zwei Meter), und sehen Sie nicht im Dunkeln fern. Am günstigsten ist eine Lampe hinter dem Apparat.
• Blinzeln Sie bewusst, schauen Sie ab und zu in die Ferne, und rollen Sie zwischendurch mit den Augen.
• Stehen Sie bei längeren Sendungen immer wieder auf, und bewegen Sie sich, um eine ausreichende Blutzirkulation zum Gehirn und zu den Augen zu gewährleisten.
• Sehen Sie vor allem nicht zu viel fern.

Arbeit am Computer

Ähnliche Probleme wie beim Fernsehen treten auch bei der Arbeit am Computer auf: Die Augen blicken ständig auf eine relativ kleine, zweidimensionale Fläche. Was bei Computerbildschirmen jedoch gravierender ist als bei Fernsehapparaten: Je nach Qualität des Geräts ist das Computerbild mehr oder weniger unruhig und unscharf. Die Augen versuchen permanent, das Flimmern auszugleichen. Der Lidschlag verlangsamt sich,

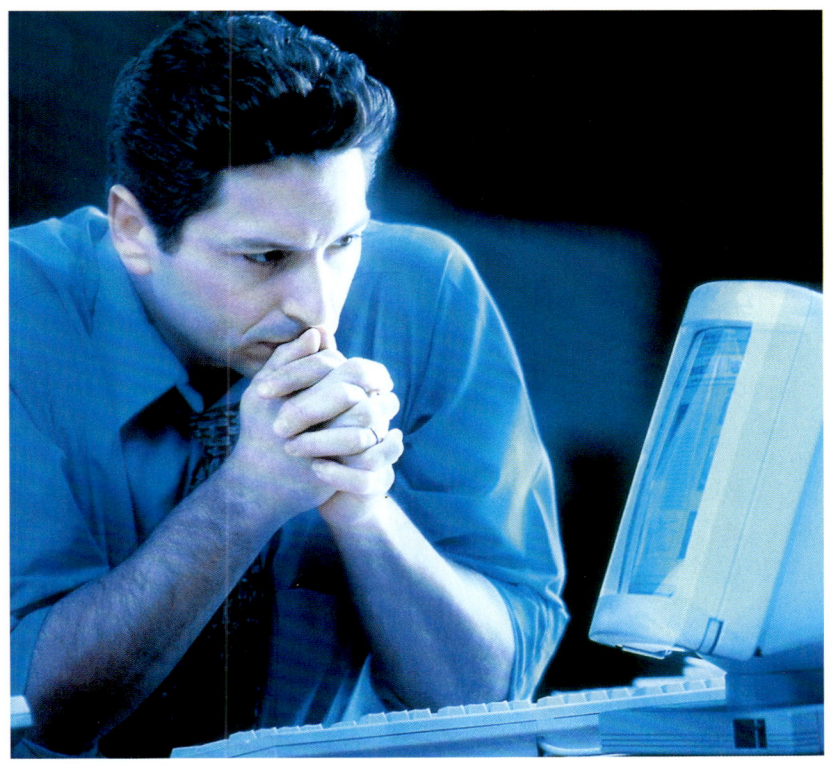

wodurch zu wenig Tränenflüssigkeit verteilt wird. Außerdem fällt der Blick auf eine beleuchtete Fläche, also direkt in eine Lichtquelle hinein. Durch die meist unbewegliche Sitzhaltung kommt es zu Verspannungen im Nacken- und Schulterbereich. Die Augen müssen zwar Höchstleistungen vollbringen, werden aber nur unzureichend versorgt.

Stundenlange Bildschirmarbeit führt bei rund 70 Prozent aller Menschen zu Augenbeschwerden, so ein Untersuchungsergebnis der amerikanischen Optometric Association. Brennen, Tränenfluss, verschwommenes Sehen und trockene Augen gehören zu den häufigsten Beschwerden.

Rücken- und Migränekopfschmerzen sind Alarmsignale. Bagatellisieren Sie diese auch im Interesse Ihrer Augen nicht

NIE WIEDER BRILLE!

Achten Sie bei der Einrichtung eines Computerarbeitsplatzes auf gute Sitzmöbel und gute Qualität des Bildschirms

Mit den folgenden Tipps schaffen Sie die Voraussetzungen für augenschonendes Arbeiten am Computer:

• Achten Sie darauf, dass die äußeren Bedingungen stimmen. Sparen Sie nicht an der Qualität Ihrer Computerausrüstung und der Sitzmöbel.

• Bildschirme werden am besten rechtwinklig zum Fenster aufgestellt, idealerweise mit Lichteinfall von links. Das Bild muss frei von störenden Reflexionen sein.

• Die Arbeitsmittel sollen so angeordnet sein, dass Sie Ihren Kopf oder Körper möglichst wenig zur Seite drehen müssen (das verspannt die Nackenmuskeln und verschlechtert dadurch die Blutversorgung der Augen).

In Deutschland gibt es gesetzliche Regelungen zur Sicherheit und zum Gesundheitsschutz bei der Arbeit an Bildschirmgeräten (»Bildschirmarbeitsverordnung«). Die Verordnung enthält Bestimmungen über die Ausstattung von PC-Arbeitsplätzen. An diesen Richtlinien sollte sich die Gestaltung sowohl des beruflichen wie des privaten PC-Arbeitsplatzes orientieren:

• Der Bildschirm muss sich bequem ausrichten lassen.

• Das Bild muss kontrastreich, flimmerfrei und reflexionsfrei sein.

• Der Bildschirm steht mindestens einen halben Meter von den Augen entfernt.

• Die Oberkante des Monitors befindet sich in Augenhöhe.

• Die Tastatur ist ergonomisch bedienbar.

• Die Arbeitsfläche bietet genügend Platz. Unter dem Arbeitstisch ist für ausreichend Beinfreiheit gesorgt.

• Der Stuhl ist stabil und individuell verstellbar.

• Tisch und Stuhl sind aufeinander abgestimmt.

• Das Arbeitsumfeld ist gut ausgeleuchtet.

Es ist ratsam, auch am heimischen PC die Bildschirmarbeitsverordnung umzusetzen.

Entspannungsübungen am PC

Folgendes Training wurde vom Hamburger Augenarzt Dr. Armin Hauck gegen Bildschirmstress entwickelt. Die Übungen beanspruchen nur drei Minuten und führen bei regelmäßiger Anwendung – dreimal täglich – zu einem 65-prozentigen Rückgang der Beschwerden.

• **Zurücklehnen:** Wenden Sie sich vom Bildschirm ab, schließen Sie die Augen, und atmen Sie dreimal tief durch.

• **Kopfrollen:** Rollen Sie mit geschlossenen Augen den Kopf rechts herum nach vorne. Das Kinn zeigt zum Brustbein, der Kopf beschreibt einen Kreis (nicht nach hinten neigen!). Siebenmal wiederholen, dann die Richtung wechseln.

• **Daumentor:** Halten Sie einen Daumen im Abstand von circa 40 cm vor die Augen, und fokussieren Sie ihn. Danach einen Punkt in der Ferne suchen, der hinter dem Daumen liegt, bis der Daumen doppelt erscheint. Siebenmal nah und siebenmal weit sehen.

• **Schläfenmassage:** Reiben Sie etwa zwei Finger breit neben den Brauen die Schläfen mit sanftem Druck. Halten Sie dabei die Augen geschlossen. Eine halbe Minute mit kreisenden Bewegungen massieren.

• **Nasenkneifen:** Massieren Sie eine halbe Minute mit Zeigefinger und Daumen einer Hand seitlich die Nasenwurzel.

• **Achterbahn:** Verfolgen Sie siebenmal die gedachten Umrisse einer liegenden und einer stehenden Acht mit den Augen. Danach einen imaginären Kreis dreimal rechts herum und dreimal links herum mit den Augenbewegungen nachzeichnen.

• **Atemenergie:** Atmen Sie neunmal mit geschlossenen Augen tief durch.

Nach diesen Übungen können Sie entspannt und erfrischt Ihre Arbeit am Computer fortsetzen

Hinweise für Kontaktlinsenträger

Kontaktlinsen werden als unsichtbare, direkt im Auge getragene Sehhilfen immer beliebter. Weltweit tragen circa 77 Millionen Menschen Kontaktlinsen. Individuelle Linsen lassen sich für nahezu für jeden Sehfehler anfertigen.

Kontaktlinsen sind eine gute Alternative zur Brille. Beherzigen Sie aber die Pflegeanweisungen

Man unterscheidet harte und weiche Linsen: Die harten (formstabilen) Linsen sind relativ starr und robust, bedürfen aber einer gewissen Eingewöhnungszeit. Da der Porendurchmesser dieser Linsen sehr klein ist, lagern sich nur in geringem Umfang Bestandteile aus dem Auge ab. Auch die Gefahr einer Verkeimung ist bei gewissenhafter Pflege relativ gering.

Die flexiblen (weichen) Linsen werden aus einem Material hergestellt, das sehr wasserhaltig ist und ihnen eine gewisse Biegsamkeit verleiht, dadurch aber auch das Risiko einer Verkeimung erhöht. Die Anpassungszeit ist minimal. Sie lassen weniger Sauerstoff durch als harte Linsen.

Mittlerweile gibt es auch Austauschlinsen, die alle zwei Wochen oder noch später gegen neue Linsen ausgewechselt werden. Während dieser kurzen Tragezeit können sie kaum durch Bakterien oder Verunreinigungen kontaminiert werden. Nachteil: Austauschlinsen sind vorgefertigt, die Sehschärfe kann schlechter sein als bei individuell angepassten Linsen.

Eine weitere Variante sind Dauerlinsen, die vier Wochen ununterbrochen im Auge verbleiben. Die Erfahrungen damit sind allerdings schlecht, da sie zu wenig Sauerstoff an die Linse lassen. Außerdem können sich Mikroorganismen ablagern, die Augeninfektionen hervorrufen.

Voll im Modetrend liegen farbige Kontaktlinsen, die die Augenfarbe nach Lust und Laune variieren. Bedenken Sie hierbei, dass ohne medizinische Notwendigkeit ein Fremdkörper in den Augen getragen wird. Außerdem sind farbige Linsen meist nicht fachmännisch angepasst, Augenreizungen oder Allergien werden beobachtet. Im Interesse der Augen sollten Sie auf solch modische Spielereien lieber verzichten.

Kontaktlinsen sind eine sehr individuelle Angelegenheit. Die Wahl der Linse hängt von der Art des Sehfehlers und der Menge und Qualität der Tränenflüssigkeit ab. Die Beratung durch einen guten Augenarzt oder Optiker gewährleistet die jeweils optimale Verträglichkeit.

Tipp: Das sollten Kontaktlinsenträger beachten

- Waschen Sie vor dem Herausnehmen oder Einsetzen der Kontaktlinsen immer gründlich die Hände, und vermeiden Sie fusselnde Handtücher.
- Halten Sie sich genau an die speziellen Pflegeanweisungen, die Ihnen mit der Linse mitgegeben werden.
- Verwenden Sie Pflegelösungen niemals zweimal.
- Benutzen Sie wasserfeste Augen-Make-up-Produkte, um einer Verunreinigung der Linsen vorzubeugen.
- Suchen Sie bei Problemen mit den Linsen oder den Augen umgehend Ihren Augenarzt auf.
- Halten Sie die Termine für Ihre Kontrolluntersuchungen ein, damit auf eventuelle negative Veränderungen sofort reagiert werden kann.
- Das Tragen von Kontaktlinsen stellt immer eine gewisse Reizung der Augen dar. Schalten Sie daher immer wieder einen kontaktlinsenfreien Tag ein, um Ihre Augen zu schonen.

Lassen Sie sich bei der Wahl der richtigen Kontaktlinse fachkundig beraten, und suchen Sie bei allen Augenproblemen sofort Ihren Arzt auf

Stress durch »Chemie« am Auge

Viele Frauen muten Ihren Augen einiges zu: Augen-Make-ups sehen zwar dekorativ aus, können aber schädliche Stoffe in die Augen schwemmen. Vor allem Mascara und Lidschatten sind oft nicht so harmlos, wie die Werbung verspricht. So enthalten zahl-

Einige Kosme-
tika reizen die
Augen – Spät-
folgen können
nicht aus-
geschlossen
werden

NIE WIEDER BRILLE!

reiche Produkte in ihren Farbpigmenten Schwermetalle oder Verbindungen, die Formaldehyd abspalten – und diese Kleinstpartikel gelangen leicht in die Augen. Setzen sie sich in der unteren Lidfalte fest, können sie sich abkapseln und ein drückendes Knötchen im Unterlid bilden. Über die Tränenkanäle, die Bindehaut oder die Hornhaut können die Schadstoffe weiter in den Körper wandern. Besonders Allergikerinnen bereitet dies häufig Probleme. Am problematischsten ist übrigens farbige Wimperntusche.

Bevorzugen Sie daher Kosmetika, die möglichst natürliche Inhaltsstoffe enthalten. Kaufen Sie nur Produkte mit einer Volldeklaration, und meiden Sie vor allem folgende Inhaltsstoffe:

• Formaldehydabspaltende Verbindungen:
Diese verbergen sich hinter Bezeichnungen wie Imidazolidinyl-Harnstoff, Imidazolidinyl-Urea, Bronopol, 2-Bromo-2-nitroprone-1,3-diol, Bronidox, 5-Bromo-5-nitro-1,3-dioxane, Diazolidinyl-Harnstoff, Diazolidinyl-urea, DMDM-Hydantoin.

• Quecksilberhaltige Verbindungen:
Auf sie verweisen Bezeichnungen wie Thiomersal oder Thimerasol oder die Wortbestandteile »mercuri« oder »quecksilber«.

Misstrauen Sie ferner Augenfaltencremes für reife Haut, die wahre Wunder vollbringen sollen. Sie sind nicht nur teuer, sondern meist reichhaltige Fremdstoff-Cocktails.

Ferner sollten Sie zum Abschminken kein Öl oder ölhaltige Flüssigkeiten verwenden. Das Öl bleibt oft auf den Lidern haften und lässt sie anschwellen. Häufig gelangen Rückstände auch in die Augen und werden nicht über Nacht mit der Tränenflüssigkeit herausgespült. Das führt zu brennenden Augen am Morgen und ist vor allem für Kontaktlinsenträger sehr unangenehm.

Achten Sie ferner bei allen Augenkosmetika auf absolute Hygiene, und verwenden Sie nie zu alte Produkte.

Erste Hilfe durch Vitalstoffe

Bei leichten Befindlichkeitsstörungen oder anstehenden Aufgaben, die die Augen überfordern, können die im Kapitel »Die wichtigsten Nährstoffe für die Augen«, S. 21 ff., vorgestellten Mikronährstoffe erste Hilfe leisten. Die folgende Tabelle gibt einen Überblick über die jeweils benötigten Wirkstoffe. Beschwerden am Auge, die über das normale Maß an Übermüdung oder Überreizung hinausgehen, sollten aber unbedingt von einem Augenarzt diagnostiziert und behandelt werden.

Stressfaktor	Abhilfe
Helles Licht, wechselnde Beleuchtung	Vitamin A
UV-Strahlen (Strand, Hochgebirge, Schnee)	Lutein, Zeaxanthin
Großer körperlicher oder seelischer Stress	Vitamin C, Bioflavonoide, Selen
Diabetes	Vitamine C und E
Rauchen, Aufenthalt in verrauchten Räumen, Autoabgase	Vitamin C, Vitamin R (Alpha- und Gamma-Form)
Schlechtes Nachtsehen, längere Autofahrten in der Nacht	Vitamin A, Zink, Docosahexaen-säure, Anthocyane
Drohende Entzündungen	Vitamin C, Zink

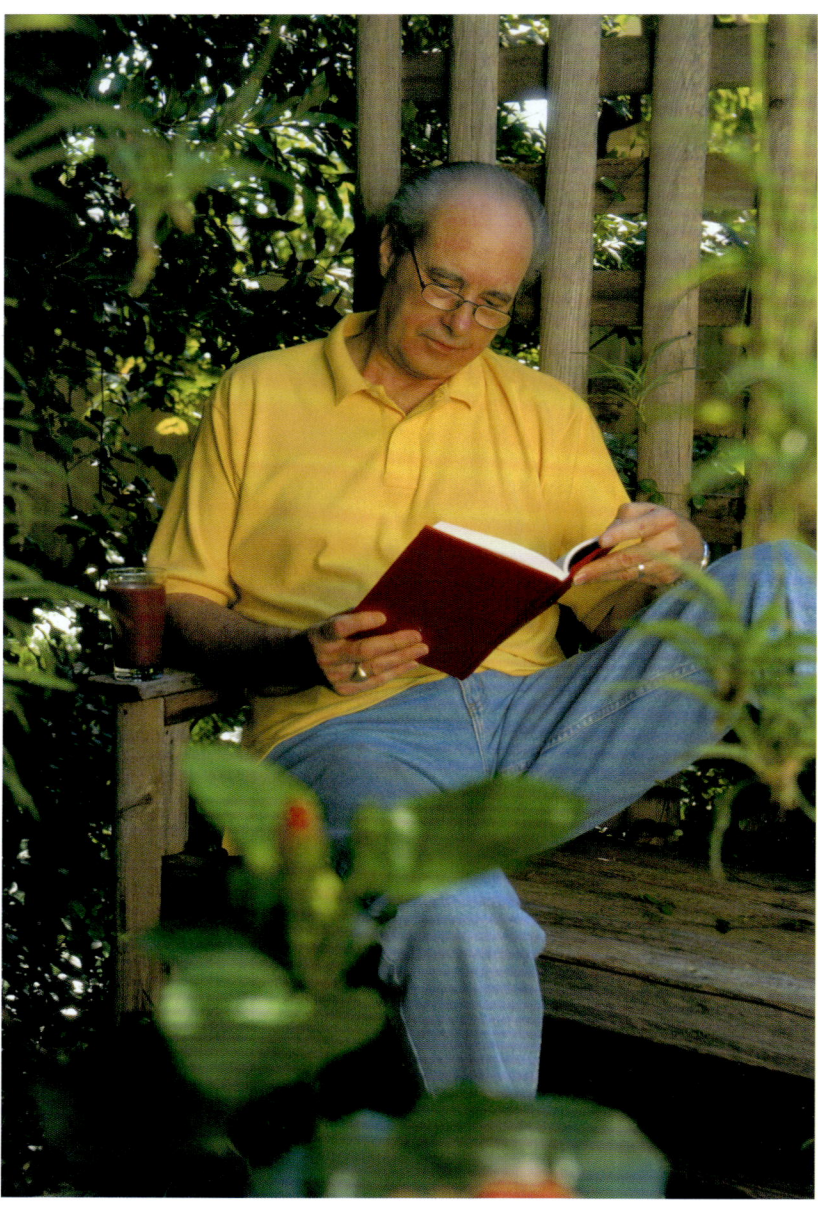

Sehfehler und Augenerkrankungen vorbeugen und heilen

Wer seine Augen pfleglich behandelt, wird lange gut sehen. Es gibt allerdings Alarmsignale, bei denen Sie sofort Ihren Augenarzt aufsuchen sollten. In diesem Kapitel erfahren Sie das Wichtigste über die häufigsten Augenleiden.

Besuch beim Augenarzt

Auch wenn keine besonderen Beschwerden vorliegen, sollten Sie einmal jährlich zu einer augenärztlichen Kontrolluntersuchung gehen (außer Ihr Arzt hat häufigere Kontrollen angeordnet). Dabei werden die Augen auf mögliche Erkrankungen oder Sehfehler überprüft. Die Untersuchungen sind kurz und schmerzlos. Dank modernster Messgeräte lassen sich heute Augenerkrankungen bereits im Anfangsstadium erkennen und entsprechend therapieren.

Sehen ist im Tagesverlauf ziemlich großen Schwankungen unterworfen. Auch die seelische Verfassung kann die Sehkraft um bis zu eine Dioptrie (= Maß für die Sehstärke) verändern. Das sollten Sie beim Besuch des Augenarztes beachten. Wenn Sie abgehetzt oder nach einem stressigen Arbeitstag Ihre Augen untersuchen lassen, fällt die angemessene Sehhilfe sehr wahrscheinlich zu stark aus. Wählen Sie für Ihre Kontrolltermine einen ruhigen Tag, und machen Sie vorher möglichst ein paar Entspannungsübungen.

Empfehlenswert sind jährliche Kontrolluntersuchungen beim Augenarzt

Check-up-Alarmsignale

Bei den folgenden Sehstörungen sollten Sie möglichst umgehend einen Augenarzt aufsuchen:

- Plötzliche hochgradige Sehverschlechterung auf einem oder beiden Augen
- Erblindung auf einem Auge
- Unscharfes, verschleiertes oder verzerrtes Sehen
- Gesichtsfeldausfälle
- Kleinersehen oder Größersehen von Gegenständen
- Blitze, Funken, Flimmern
- Farbige Ringe um Lichtquellen
- Doppeltsehen
- Entzündungen aller Art, insbesondere wenn sie mit Vereiterung oder starker Schwellung einhergehen
- Auftreten von Geschwülsten oder tumorartigen Veränderungen am Lidrand
- Geschwüre auf der Hornhaut
- Verletzung jeder Art

Sehfehler

Sehfehler sind heutzutage kein Problem mehr und können mit Sehhilfen korrigiert werden

Das menschliche Auge arbeitet mit zwei Linsen, an denen sich das Licht bricht: Die erste Linse ist die Grenzfläche Luft-Hornhaut, die zweite die doppelt gewölbte Augenlinse. Beide Linsen brechen die einfallenden Lichtstrahlen und entwerfen auf der Netzhaut ein Bild. Wie bei einer automatischen Kamera werden dabei die Pupillenweite, also die Blendenöffnung, und der Krümmungsradius der vorderen Linsenfläche mit Hilfe von

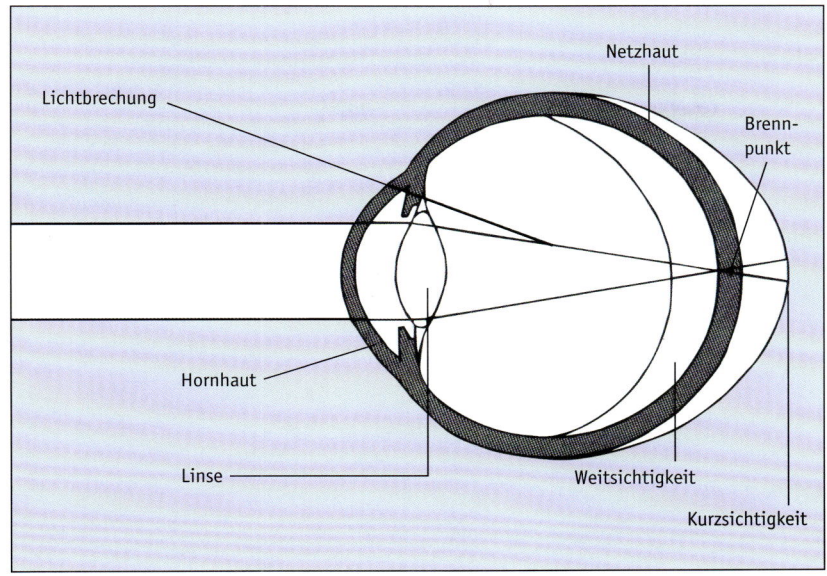

Lichtbrechung

Netzhaut

Brenn-
punkt

Hornhaut

Linse

Weitsichtigkeit

Kurzsichtigkeit

Lichtbrechung
am menschli-
chen Auge

Muskeln so verändert, dass in jeder Entfernung und bei jeder Beleuchtung Gegenstände wahrgenommen werden können. Um scharf zu sehen, müssen die gebrochenen Lichtstrahlen exakt auf der Netzhaut wieder vereinigt werden.

Ist der Augapfel zu lang, können sich die Lichtstrahlen vor der Netzhaut vereinigen – es liegt Kurzsichtigkeit vor. Bei einem zu kurzen Augapfel treffen sich die Lichtstrahlen erst wieder hinter der Netzhaut. In diesem Fall besteht Weitsichtigkeit.

Kurzsichtigkeit

Wer bis etwa fünf Meter Entfernung scharf sieht, weiter entfernte Gegenstände aber nur verschwommen wahrnehmen kann, ist kurzsichtig. Meist ist ein derartiger Sehfehler angeboren und erreicht nur geringe Grade (bis etwa minus sechs Dioptrien).

Sehfehler von Kindern: Die Alarmzeichen beachten

Eltern sollten auf mögliche Sehfehler ihrer Kinder achten und Alarmzeichen wie Teilnahmslosigkeit, schlechte Schulnoten, Danebengreifen, Augenkneifen ernst nehmen. Sieht ein Kind schlecht, kann es in seiner Entwicklung zurückbleiben. Daher ist eine rechtzeitige Korrektur mit einer Kinderbrille sehr wichtig für die Persönlichkeitsentwicklung.

Bei Kurzsichtigkeit sollten auch psychische Ursachen in Betracht gezogen werden

Der Ausgleich einer Kurzsichtigkeit erfolgt mit Konkavgläsern, also einwärts gewölbten Gläsern, und kann mit Brille oder Kontaktlinsen korrigiert werden. Meist verbessern Kontaktlinsen das Sehvermögen mehr.

Nicht selten hat Kurzsichtigkeit auch psychische Ursachen: Die Seele will bestimmte Dinge einfach ausblenden. Besonders in solchen Fällen kann ein gezieltes Sehtraining die Sehkraft erheblich steigern. Aber auch bei vererbter Kurzsichtigkeit verhilft ein Sehtraining zu besserem Sehen. Ohne Korrektur kann eine Kurzsichtigkeit Kopfschmerzen verursachen.

Weitsichtigkeit

Wer entfernte Gegenstände gut sieht, beim Lesen aber Schwierigkeiten hat, ist weitsichtig. Das weitsichtige Auge muss bereits beim Sehen in die Ferne ständig akkomodieren, weshalb die zusätzliche Anpassung an die Nähe einen schmerzhaften Akkomodationskrampf des Auges und Kopfschmerzen verursachen kann. Weitsichtigkeit ist meist veranlagt, insbesondere wenn sie bereits in der Jugend auftritt. In späteren Jahren wird sie von Verschleißerscheinungen bedingt. Etwa ab dem 40. Lebensjahr nimmt die Elastizität der Augenlinsen kontinuierlich ab, die Spannkraft der Ziliarmuskeln, die die Anpassung der Linse für das Nahsehen bewirkt, lässt nach. So rückt der Nahpunkt, der naheste Punkt, an dem scharfes Sehen möglich ist, immer weiter vom Auge weg. Sehen in der Nähe, insbesondere Lesen, wird immer schwerer.

Weitsichtigkeit wird mit Konvexgläsern, also nach außen gewölbten Gläsern, korrigiert. Die Sehkraft kann auch durch das regelmäßige Training mit der Rasterbrille verbessert werden.

Bei Weitsichtigkeit müssen die Augen ständig ausgleichen

Stabsichtigkeit (Astigmatismus)

Bei diesem angeborenen Sehfehler liegt eine abnorme Wölbung der Hornhaut vor, die einfallende Strahlen nicht punktförmig abbildet. Betroffene können in keiner Entfernung deutlich sehen. Dieser Sehfehler wird mit Zylinderlinsen korrigiert. Je nach Art der Stabsichtigkeit ist eine sorgfältige Anpassung der Augengläser erforderlich. Oft bringen Kontaktlinsen eine bessere Korrektur.

Trockene und müde Augen (Sicca-Syndrom)

Immer mehr Menschen leiden unter trockenen oder müden Augen. Dieser Trend zeigt deutlich, wie stark das Nerven-Sinnes-System im heutigen Alltag überlastet wird. Vor allem der Sehsinn muss eine Unzahl von Informationen bewältigen.

Das Sicca-Syndrom äußert sich durch charakteristische Symptome, die jedoch immer durch einen Augenarzt abgeklärt werden sollten. Unbehandelt drohen chronische Bindehaut- und Hornhautentzündungen, die im schlimmsten Fall zu Hornhautgeschwüren und Narbenbildung mit Gefahr einer Sehbehinderung

Trockene Augen beruhen auf einer Überlastung des Nerven-Sinnes-Systems

Typische Symptome bei trockenen Augen

- Häufiges Brennen der Augen, zum Beispiel beim Autofahren oder bei der Computerarbeit
- Trockenheitsgefühl in den Augen
- Rötung der Augen
- Gefühl, als wäre Sand oder Staub in den Augen
- Häufiges Stechen und Jucken der Augen
- Zeitweise auftretendes Druckgefühl in den Augen
- Häufiges grundloses Tränen der Augen

führen können. Meist erfolgt die Behandlung durch Gabe von künstlichen Tränen.

Trockene Augen sind die Folge einer Benetzungsstörung der Linse: Es wird entweder zu wenig Tränenflüssigkeit produziert, oder die Tränenflüssigkeit ist falsch zusammengesetzt, so dass der Tränenfilm immer wieder aufreißt.

Ergründen Sie bei trockenen Augen immer die Ursachen

Und hierin liegt die eigentliche Gefahr des Sicca-Syndroms, denn nur ein optimal ausgebildeter Tränenfilm kann die Augen vor schädlichen Umwelteinflüssen schützen. Die Tränenflüssigkeit wird durch die Augenlider bei jedem Blinzeln über die Augenoberfläche verteilt. Blinzelt man zu selten (zum Beispiel bei der Arbeit am Computer), oder ist der Lidschluss gestört (etwa bei bestimmten Erkrankungen), trocknet die Augenoberfläche aus. Trockene Augen haben verschiedene Ursachen:

- Mit zunehmendem Alter geht die Tränenproduktion im Allgemeinen zurück.
- Hormonelle Umstellungen wie etwa in den Wechseljahren oder in der Schwangerschaft können die Bildung der Tränenflüssigkeit vermindern.

- Umwelteinflüsse wie Ozon, Wind, Abgase oder Zigarettenrauch belasten die Augen.
- Trockene Raumluft (Zentralheizung), Klimaanlagen und Zugluft erhöhen die Verdunstung.
- Bei der Bildschirmarbeit, beim Autofahren oder Fernsehen wird weniger geblinzelt, der Tränenfilm kann sich nicht genügend ausbilden.
- Zahlreiche Medikamente wie die Antibabypille, Betablocker, Psychopharmaka, Schlaf- oder Beruhigungsmittel drosseln die Bildung der Tränenflüssigkeit.
- Einige chronische Erkrankungen wie Rheuma, Chronisches Müdigkeitssyndrom, Chlamydieninfektionen können zu trockenen Augen führen.
- Kontaktlinsen und Kontaktlinsenpflegemittel können den Tränenfilm beeinflussen.
- Veränderungen der Augenlider können zu einem Abtrocknen des Auges führen, beispielsweise wenn sich die Augen nicht mehr ganz schließen lassen.
- Hauterkrankungen spiegeln sich häufig im Tränenfilm wider.
- Der Gebrauch von »Weißmachern«, das heißt von gefäßverengenden Augentropfen, die zu strahlenden Augen führen, können eine Austrocknung der Hornhaut verstärken.

Altes Wissen neu entdeckt

Die Benediktineräbtissin und Heilgelehrte Hildegard von Bingen riet bereits vor 800 Jahren zu einem Blick auf eine grüne Fläche, um die Augen wieder zum Strahlen zu bringen. Um die Durchblutung zu fördern, empfahl sie, die Augen regelmäßig mit frischem kaltem Wasser zu besprengen. Die moderne Augenheilkunde kann diese einfachen Mittel nur bestätigen.

Medikamentöse Hilfe bei trockenen Augen sind so genannte künstliche Tränen

Oft ist das Sicca-Syndrom zu verschiedenen Tages- und Jahreszeiten unterschiedlich stark ausgeprägt. Es ist auch normal, dass die Augen an manchen Tagen trockener sind. Künstliche Tränen in Tropfenform pflegen die Augen und sorgen dafür, dass die Hornhaut nicht austrocknet. Allerdings beseitigen solche Augentropfen nur das Symptom und sind keine echte Heilung. Diese muss von innen kommen. Vorbeugen kann man diesem Leiden durch eine entsprechende Lebensführung. Die Qualität des Tränenfilms kann durch eine augenfreundliche Ernährung (siehe »Die wichtigsten Nährstoffe für die Augen«, S. 21 ff.) verbessert werden.

Tipp: So beugen Sie trockenen Augen vor

- Sorgen Sie für genügend hohe Luftfeuchtigkeit in Ihrer Umgebung. Lüften Sie gut, und stellen Sie gegebenenfalls einen Luftbefeuchter auf.
- Schützen Sie Ihre Augen vor zu viel Zugluft.
- Meiden Sie stickige und verrauchte Räume.
- Achten Sie beim Autofahren, im Flugzeug oder in klimatisierten Räumen darauf, dass Sie keine Zugluft ins Auge bekommen.
- Gönnen Sie Ihren Augen regelmäßig eine Pause, vor allem bei der Bildschirmarbeit. Blicken Sie in die Ferne, blinzeln Sie, oder machen Sie eine Entspannungsübung. Dadurch kommt der Tränenfluss wieder in Gang.
- Sorgen Sie in der Freizeit immer wieder für die Regeneration Ihrer Augen, etwa durch einen Blick über eine grüne Wiese oder einen Spaziergang durch die Natur.
- Achten Sie darauf, dass Sie häufig blinzeln.
- Bewegen Sie sich regelmäßig an der frischen Luft.
- Trinken Sie ausreichend.
- Entfernen Sie sorgfältig Augen-Make-up, und spülen Sie Ihre Augen morgens und abends mit klarem kalten Wasser aus.
- Verwenden Sie niemals ohne ärztliche Rücksprache Augentropfen, und meiden Sie ganz besonders die so genannten »Weißmacher«.

Augenentzündungen

Während Sehfehler Anomalien darstellen, die mit Sehhilfen gut beherrschbar sind, sind Augenentzündungen immer ernst zu nehmende Erkrankungen, die von einem kompetenten Arzt behandelt werden müssen, um drohenden Sehstörungen vorzubeugen. Generell kann jede Augenerkrankung durch abwehrsteigernde Maßnahmen gelindert werden: Denn das Immunsystem schützt nicht nur den Organismus vor Krankheiten, es bekämpft auch Feinde in den Augen.

Entzündungen an den Augen gehören in ärztliche Behandlung

Mit dem folgenden Programm können Sie Ihre Abwehrkräfte stärken beziehungsweise einer Abwehrschwäche vorbeugen:

• Wenn ein fortgeschrittenes Lebensalter der Grund für geschwächte Abwehrkräfte ist, sollten Sie Ihr Immunsystem gezielt stärken. Vor allem durch Nahrungsergänzungen lassen sich altersbedingte Defizite kompensieren. Beraten Sie sich mit Ihrem Arzt.

• Bemühen Sie sich um ein ausgewogenes Verhältnis zwischen Arbeit und Entspannung. Permanente Überforderung, Stress und Hektik kosten auch dem Immunsystem viel Kraft und Energie und reißen Lücken in das Abwehrnetz.

• Treiben Sie regelmäßig Sport, insbesondere wenn Sie einen bewegungsarmen, sitzenden Beruf ausüben. Wählen Sie eine Sportart, die Ihnen Spaß macht, sich möglichst im Freien ausüben lässt – aber überanstrengen Sie sich dabei nicht.

• Schlafen Sie ausreichend. Schlaf ist die tägliche Erholungskur für Immunsystem und Augen.

• Aktivieren Sie Ihre Entgiftungs- und Ausscheidungsorgane Darm, Nieren, Leber. Diese Organe beseitigen Stoffwechselschlacken, die sich auch in den Augen ablagern können. Zu einer wirksamen Entgiftung gehören unspezifische Reize wie ausreichendes Trinken, regelmäßige Bewegung an der frischen Luft oder Saunabesuche.

• Machen Sie regelmäßig Urlaub, und nutzen Sie diesen auch zu Ihrer Regeneration.

• Ernähren Sie sich ausgewogen, und achten Sie auf reichlich Fitmacher für Ihre Augen in der täglichen Kost. Diese Stoffe stärken auch das Immunsystem.

Lidrandentzündung

Bei Lidrand-entzündungen helfen oft nur noch Antibioti-ka und korti-sonhaltige Präparate

Rauch, Staub und Bakterien können die Lidränder oder Lidwinkel entzünden. Die Symptome sind eine Rötung der Lidränder, Schuppenbildung zwischen den Wimpern und in manchen Fällen auch Wimpernausfall. Seltener sind eitrige Krusten und Borken. Meist wird das Leiden mit Antibiotika oder Kortisonpräparaten behandelt.

Tipp: So beugen Sie einer Lidrandentzündung vor

• Achten Sie auf Hygiene: Reiben Sie nicht mit unsauberen Fingen in den Augen, waschen Sie Handtücher, Waschlappen und Kopfkissenbezug regelmäßig, und halten Sie Ihre Schminkutensilien peinlichst sauber.

• Tragen Sie bei grellem Sonnenlicht und im Solarium eine Schutzbrille.

• Benutzen Sie nie Augentropfen oder Augenschminke (Wimpernbürsten, Lidschattenpinsel etc.) von anderen.

• Achten Sie als Kontaktlinsenträger auf absolute Hygiene.

• Baden Sie nie in bakteriell verunreinigten Gewässern.

• Werfen Sie nach einer überstandenen Entzündung Ihre Augenkosmetika, die Sie unmittelbar vor Ausbruch der Krankheit benutzt haben, weg. Sie sind meist kontaminiert.

• Meiden Sie Plätze mit extremen Luftzug, insbesondere wenn Sie sich länger dort aufhalten müssen, zum Beispiel im Flugzeug, in klimatisierten Räumen etc.

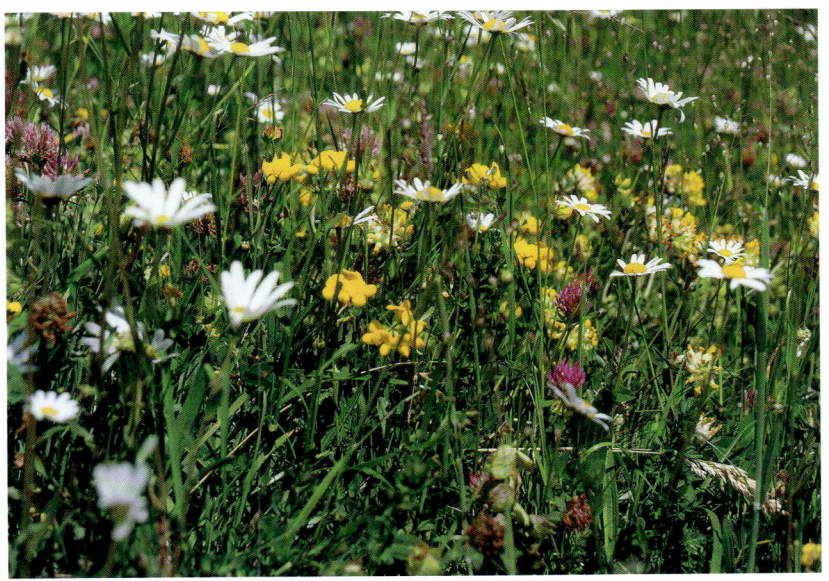

Bindehautentzündung (Konjunktivitis)

Die Entzündung der Augenbindehaut ist die häufigste Augenerkrankung. Die Ursache ist meist eine Infektion mit Bakterien
oder Viren oder eine Allergie (Pollenallergie). Aber auch
Fremdkörper, UV-Strahlen (Sonne, Solarium) können eine
Konjunktivitis hervorrufen.
Bindehautentzündungen erkennt man daran, dass das Weiße
des Auges stark gerötet und die Bindehaut geschwollen ist.
Begleitet ist die Entzündung von wässrig-schleimigen oder
schleimig-eitrigen Absonderungen des Auges. Die Betroffenen
sind sehr lichtscheu und leiden unter erhöhtem Tränenfluss.
Bei bakteriellen Infektionen sind in der Regel beide Augen
betroffen, bei Virusinfektionen ist zunächst nur ein Auge befal-
len, nach etwa einer Woche auch das zweite.

Bindehautent-
zündungen
können auch
allergischer
Natur sein

Augenentzündungen sind keine Bagatelle

Neben der Bindehaut können sich noch weitere Teile des Auges wie Iris, Lederhaut und Netzhaut entzünden. Nehmen Sie derartige Beschwerden nicht auf die leichte Schulter. Die Behandlung gehört immer in die Hände eines Arztes.

Behandelt wird bei einer bakteriellen Entzündung meist mit antibiotikahaltigen Augentropfen oder -salben. Eine virale Konjunktivitis heilt nach ein paar Wochen spontan ab. Heuschnupfenbedingte Augenentzündungen klingen mit der Allergie ab. Eine durch Kosmetika (am häufigsten Mascara oder Lidschatten) ausgelöste Bindehautentzündung ist ebenfalls immer allergischer Natur und kann nur durch einen Wechsel des Produkts behoben werden.

Glaukom (grüner Star)

Als Glaukom bezeichnet man eine krankhafte Erhöhung des Augeninnendrucks

Unter Glaukom oder grünem Star versteht man eine krankhafte Erhöhung des Augeninnendrucks.
Normalerweise liegt der Druck im Augeninneren zwischen 15 und 22 Millimeter Hg. Steigt der Druck über diese Werte, werden Netzhaut und Sehnerven geschädigt. Unbehandelt führt ein Glaukom daher zu Erblindung. Die häufigste Ursache ist eine Abflussbehinderung des Kammerwassers im Bereich des Kammerwinkels. Der Patient bemerkt zunächst lange Zeit keine Symptome. Dann kommt es zu einer zunehmenden Verschlechterung der Sehleistung, wobei sich das Gesichtsfeld immer mehr verengt.

Früherkennung des Glaukoms

Die einzige Möglichkeit der Früherkennung eines Glaukoms ist die Druck-messung beim Augenarzt. Lassen Sie den Augeninnendruck vor allem dann regelmäßig überprüfen, wenn in der Familie schon Fälle von Glaukom auf-getreten sind. Die Kontrolluntersuchung ist unkompliziert und schmerzlos.

Wenn ein erhöhter Druck festgestellt wurde, wird dieser zu-nächst mit drucksenkenden Tropfen behandelt. Oft ist auch eine Operation notwendig, um das blockierte Abflusssystem des Kammerwassers wieder durchgängig zu machen.

Oft tritt ein Glaukom anlagebedingt spontan in höherem Le-bensalter auf. Es kann aber auch die Folge von anderen Augener-krankungen oder Verletzungen sein. Ein spontan auftretendes Glaukom ist nach Ansicht vieler Augenärzte eine psychosomati-sche Erkrankung. Menschen, die ständig unter körperlichem oder seelischem Stress stehen, nervös sind oder unter Ängsten lei-den, neigen häufig zu einer Drucksteigerung im Augeninneren. Hier können gezielte Entspannungsübungen oder eine Psycho-therapie helfen.

Degenerative Augenerkrankungen

Mit fortschreitendem Lebensalter kann es zu verschleißbeding-ten Augenerkrankungen kommen, die die Sehkraft erheblich beeinträchtigen. Noch weiß man nicht genau, welche Faktoren diese Erkrankungen letztendlich auslösen. Viele Forscher ver-muten jedoch, dass sie auf altersbedingte Ausfallerscheinungen des Stoffwechsels zurückgehen: Stoffwechselschlacken erzeugen

Altersbedingte Augenleiden gehen, so die Vermutung vie-ler Experten, auf Ausfaller-scheinungen des Stoffwech-sels zurück

Ablagerungen in den Augen, die Regenerationsprozesse laufen nur mehr ungenügend ab, die Durchblutung funktioniert nicht mehr optimal. Diese Faktoren führen zu Versorgungsengpässen, denen es rechtzeitig entgegenzuwirken gilt. Jüngere Forschungsarbeiten zeigen in diesem Zusammenhang, dass bei der Prophylaxe und Therapie von degenerativen Augenerkrankungen die Versorgung mit Mikronährstoffen eine herausragende Rolle spielt (siehe auch »Nährstoffe für die Augen«, S. 21 ff.).

Altersbedingte Linsentrübungen (Katarakt, Altersstar)

Erste Anzeichen für einen Katarakt sind leichte Bildunschärfe sowie Lichtscheue

Eine Trübung der Linse wird als Katarakt oder grauer Star bezeichnet. Die Ursachen können vielfältig sein: angeborene Fehlbildungen, Strahlenschädigungen (Blitz, Infrarotstrahlen, radioaktive Strahlen), Augenverletzungen oder Allgemeinerkrankungen wie Diabetes oder Tetanus oder eine lang andauernde Kortisonbehandlung (Kortisonstar).

Die häufigste Kataraktform ist der Altersstar, der meist um das 60. Lebensjahr auftritt. Laut Statistik weisen 20 Prozent aller 70- bis 75-Jährigen und etwa 40 bis 50 Prozent der über 75-Jährigen eine klinisch relevante Linsentrübung auf.

Da die Linse das Licht auf die Netzhaut durchlassen muss, muss sie transparent sein – und dies auch ein Leben lang bleiben. Die Linse baut sich aus Wasser und löslichen Eiweißstoffen auf, die im Vergleich zu anderen Körpereiweißen sehr stabil und langlebig sind. Licht und Sauerstoff können diese jedoch über Jahrzehnte vernetzen. Die vorher im Wasser gelösten Eiweiße werden unlöslich, kristallisieren aus und rufen eine Trübung der Linse hervor. Vor allem die Zuckerkrankheit (Diabetes) fördert diesen Vorgang.

Bei jedem Menschen treten mit zunehmendem Alter Strukturveränderungen in der Linse auf. Diese müssen aber keineswegs so ausgeprägt sein, dass sie das Sehvermögen signifikant beeinträchtigen. Umso wichtiger ist es, den Beginn und das Fortschreiten solcher Veränderungen möglichst rechtzeitig zu stoppen. Man weiß, dass Umweltstress den Alterungsprozess der Linse beschleunigt. Für eine Prophylaxe ist es daher angebracht, die augeneigenen Schutzsysteme der Linse aufzurüsten – und zwar mit speziellen Augennährstoffen. Wissenschaftliche Studien in diese Richtung erbrachten, dass eine gute Versorgung mit Vitaminen und Spurenelementen die Katarakthäufigkeit reduzieren kann.

In einer über sechs Jahre angelegten Untersuchung wurden 520 Personen im Alter von 65 bis 74 Jahren entweder mit einem Multivitamin/Spurenelementpräparat oder einem Placebo (unwirksames Scheinmedikament) behandelt. Die Dosierung war so angelegt, dass sie einer sehr guten Nährstoffgrundversorgung entsprach.

Die Gruppe, die Vitalstoffsupplemente einnahm, zeigte nach sechs Jahren in der Tat eine um 40 Prozent reduzierte Katarakthäufigkeit. Entscheidend dabei war vor allem die lange Dauer der Einnahme. Kurzzeitige Gaben einer Nahrungsergänzung zeigten keine Wirkung. Raucher, deren Vitalstoffbedarf ohnehin erhöht ist und die deshalb besonders zu Katarakten neigen, sollten ihre Nahrung daher regelmäßig mit Multivitaminpräparaten ergänzen. Am besten ist es allerdings, dieses Laster ganz aufzugeben.

Durch die zunehmende Trübung der Linse wird das Sehvermögen so weit herabgesetzt, bis oft nur noch Helligkeitsunterschiede wahrgenommen werden können.

Abhilfe schafft dann nur noch eine Operation, bei der die getrübte Linse entfernt und eine Kunststofflinse oder eine Starbrille implantiert wird. Erste Anzeichen für einen grauen Star sind übrigens eine leichte Bildunschärfe beim Sehen sowie Lichtempfindlichkeit.

Rüsten Sie die Augenschutzmechanismen rechtzeitig mit der richtigen Ernährung oder Multivitaminpräparaten auf

Altersabhängige Makuladegeneration (AMD)

Die altersabhängige Maluladegeneration (AMD) tritt überwiegend jenseits des 60. Lebensjahres auf.

Degenerative Veränderungen der Netzhaut ziehen meist schwere Sehstörungen nach sich. Solche Veränderungen sind selten anlagebedingt, sondern werden im Laufe des Lebens erworben. So können bei älteren Menschen arteriosklerotische Verengungen kleinster Gefäße in der Augenhaut, die die Netzhaut umgibt, zu einer Mangelversorgung der Netzhautmitte, einer sogenannten Degeneration der Makula, führen. In der Folge kommt es zu einer fortschreitenden Verminderung der zentralen Sehschärfe meist auf beiden Augen. Oft bleibt nur noch das äußere Gesichtsfeld erhalten.

Vitamine plus Spurenelemente stabilisieren eine bestehende Makuladegeneration

Therapiert wird die AMD mit Vitaminpräparaten, durchblutungsfördernden Mitteln oder gefäßabdichtenden Medikamenten. In einzelnen Fällen kann eine Behandlung mit Laserstrahlen das Fortschreiten der Degeneration stoppen.

Zahlreichen Studien zu Folge schützt eine hohe Zufuhr von Antioxidanzien vor der Entwicklung degenerativer Makulaveränderungen. So zeigte sich bei einer Untersuchung an 71 Pa-

Warnzeichen für eine Makuladegeneration

Eine Makuladegeneration beginnt schleichend und ist ein langsamer, aber konstant fortschreitender Prozess. Als erstes Alarmzeichen gilt, wenn Linien und Kanten im Gesichtsfeld verzogen oder nur mehr unterbrochen wahrgenommen werden können. Die Lesefähigkeit geht allmählich verloren. Im zentralen Gesichtsfeld werden, ähnlich wie durch eine graue Scheibe, nur mehr Schatten gesehen, oder es erscheint ein schwarzer Fleck.

tienten mit AMD, dass eine Nahrungsergänzung mit den Vitaminen E und B2, Beta-Carotin, Bioflavonoiden, Zink, Selen und Chrom die Sehschärfe sowohl in der Ferne als auch in der Nähe stabilisiert.

Die Analyse von Ernährungsdaten erbrachte daneben, dass älteren Patienten oft wichtige Nährstoffe wie Vitamin E, Vitamin B6, Folsäure und Zink fehlen. Einige Augenexperten empfehlen zur AMD-Prophylaxe deshalb viel grünes Gemüse sowie gegebenenfalls ein Präparat mit allen B-Vitaminen und Lutein/Zeaxanthin einzunehmen.

Im Gegensatz zu einer Staroperation gibt es bei AMD noch keine gesicherte Therapie, die ein verloren gegangenes Sehvermögen wiederherstellen kann. Im Gegenteil: Mit einer fortlaufenden Verschlechterung des zentralen Sehens muss sogar mit Erblindung gerechnet werden. Nicht zuletzt aus diesem Grund sollte jeder Patient rechtzeitig auf die Möglichkeit einer gezielten Nahrungsergänzung hingewiesen werden.

Diabetische Retinopathie

Bei Diabetikern kreist ständig zu viel Zucker (Glukose) im Blut. Das stellt nicht nur für den gesamten Organismus eine enorme Belastung dar. Der Blutzucker kann in den Augen mit den Eiweißstoffen der Linse reagieren und dadurch die Linse trüben. Diabetiker haben daher ein drei- bis fünffach erhöhtes Risiko einer Linsentrübung.

Diese verzuckerten Eiweißstoffe können sich ferner in den feinen Kapillargefäßen ablagern, dadurch die Durchblutung behindern und zu einer Mangeldurchblutung der Augen führen.

Sichtbare Folgen dieses Prozesses sind kleine Blutungen, Ausbuchtungen der Kapillargefäße sowie Verfettungen. Oft entsteht ein Ödem, das das Sehvermögen stark herabsetzt.

Die Gefahr einer Linsentrübung ist bei Diabetikern um das Drei- bis Fünffache erhöht

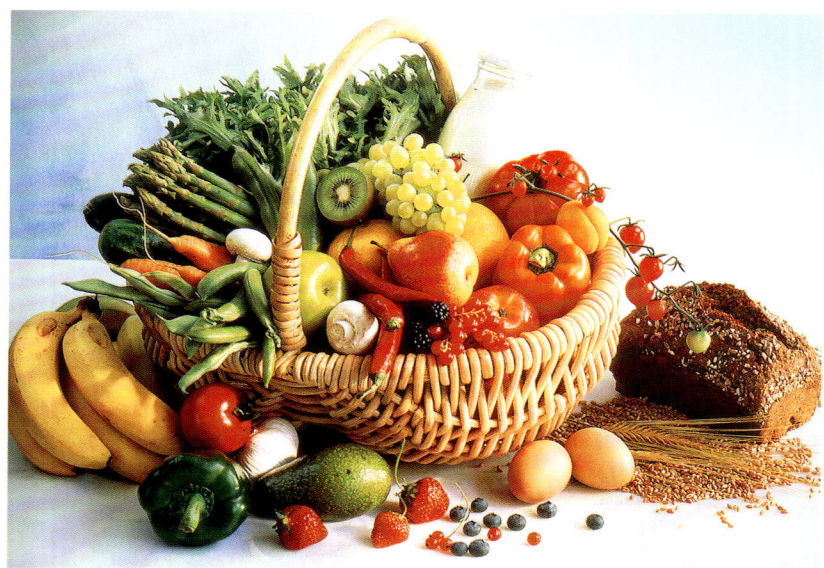

**Diabetiker soll-
ten auf einen
guten Antioxi-
danzienschutz
achten**

Die wichtigste Therapie und Prophylaxe besteht daher in einer genauen und regelmäßigen Kontrolle des Blutzuckerspiegels. Einen günstigen Einfluss hat ferner die ausreichende Versorgung mit Mikronährstoffen, insbesondere mit Antioxidanzien wie Vitamin C und Vitamin E, Zink und Chrom. Diese Vitalstoffe beeinflussen sowohl den Diabetes als auch die damit einhergehende diabetische Retinopathie positiv.

Risikofaktoren für altersabhängige Augenerkrankungen

Altersstar, altersabhängige Makuladegeneration und diabetische Retinopathie sind typische degenerative Alterserkrankungen. Das Alter scheint daher der größte Risikofaktor für die Augen zu sein. Aber dennoch sind diese Erkrankungen kein unabwendbares Schicksal, das alle älteren Menschen treffen muss. Neben Alter und möglicherweise einer erblichen Veranlagung gibt es weitere wichtige Risikofaktoren, die durchaus durch die Lebensführung beeinflussbar sind.

Man kennt heute eine Reihe von Risikofaktoren, die altersbedingte Augenerkrankungen begünstigen. Manche davon lassen sich durch Lebensführung regulieren, andere können kaum abgewendet werden.

Erhöhte Lichtexposition und Ernährung

Linse, Retina und Makula sind einem hohen oxidativen und photooxidativen Stress ausgesetzt. Zum Schutz gegen dessen Folgen verfügen die Gewebe der Augen über hohe Konzentrationen an Antioxidanzien wie Vitamin C, E und Lutein/Zeaxanthin und an antioxidativen Enzymen. Je besser der gesamte Organismus mit diesen Schutzstoffen versorgt ist, desto besser sind also auch die Augen vor Alterserkrankungen geschützt. Bevorzugen Sie daher eine Kost mit viel Obst und Gemüse. Besonders wichtig sind luteinreiche Gemüse wie Brokkoli, Rosenkohl, Grünkohl oder Spinat. Gegebenenfalls sollten Sie eine entsprechende Nahrungsergänzung einnehmen.

Rauchen

Patienten mit Altersstar oder AMD sollten auf keinen Fall rauchen. Rauchen erhöht den oxidativen Stress und verbraucht große Mengen an Vitamin C und E sowie an Carotinoiden. Außerdem wirkt Nikotin gefäßverengend und blockiert damit die Blutzufuhr zu den Augen.

Schalten Sie die Risikofaktoren für altersabhängige Augenkrankheiten aus – mit der richtigen Ernährung und Begrenzung von Stress

Raucher haben einen erhöhten Vitalstoffverbrauch und muten Ihren Augen ein hohes Maß an oxidativer Belastung zu

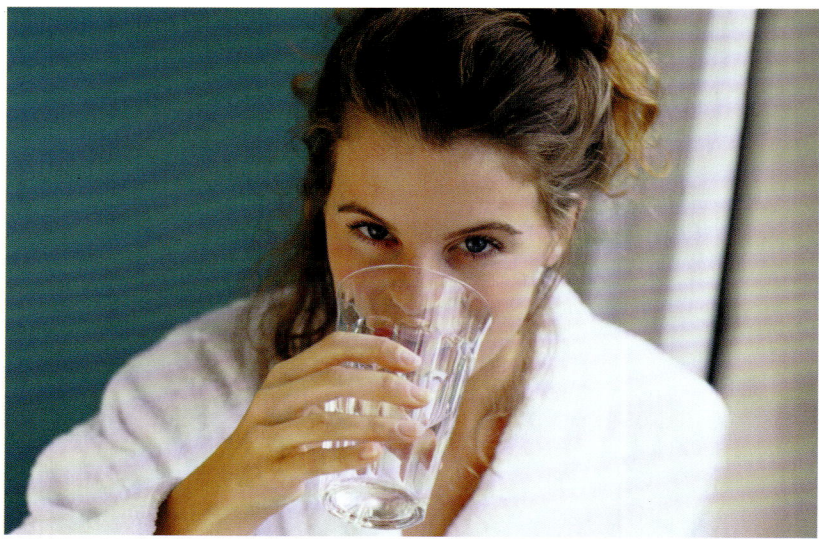

Nahrungsergänzung

Es dürfte kaum möglich sein, durch eine Nahrungsergänzung mit Mikronährstoffen bereits vorhandene Schäden an den Augen wieder rückgängig zu machen. Als sicher gilt aber, dass eine bereits bestehende Störung stabilisiert beziehungsweise deren Fortschreiten verlangsamt wird. Grundlage muss die Ausschaltung vermeidbarer Risikofaktoren wie Rauchen oder übermäßige Sonnenexposition sein. Daneben sollte die Ernährung augenfreundlich ausgerichtet sein mit einem Schwerpunkt auf Obst- und Gemüse.

Eine gezielte Ergänzung von Mikronährstoffen hat in den richtigen Dosierungen keine Nebenwirkungen. Nebenwirkungen können nur bei extrem hohen Dosierungen auftreten. Daher sollten die Empfehlungen des Arztes, Apothekers oder der Packungsbeilage immer streng eingehalten werden.

Risikofaktoren	Abhilfe
Alter	keine Abhilfe möglich; andere Risikofaktoren ausschalten
genetisch bedingter Mehrbedarf an bestimmten Mikronährstoffen	gezielte Nahrungsergänzung nach einer ärztlichen Untersuchung
Rauchen	abgewöhnen; verrauchte Räume meiden
helle (blaue) Augen	auf besonders guten Schutz vor UV-Strahlen achten
Herz-Kreislauf-Erkrankungen	Hinweis auf erhöhten oxidativen Stress; gezielte Nahrungsergänzung nach einer Blutuntersuchung
starke und häufige Lichtexposition	auf besonders guten Schutz vor UV-Strahlen achten
geringer Verzehr von Obst und Gemüse	Ernährungsgewohnheiten umstellen
Mangel an Vitamin C, E, B$_2$ oder Folsäure	gezielte Nahrungsergänzung nach einer Blutuntersuchung; Ernährungsgewohnheiten umstellen
niedrige Carotinoidaufnahme insbesondere von Lutein und (Zeaxanthin)	gezielte Nahrungsergänzung nach einer Blutuntersuchung; Ernährungsgewohnheiten umstellen
niedrige Zinkspiegel	gezielte Nahrungsergänzung nach einer Blutuntersuchung; Ernährungsgewohnheiten umstellen
niedrige Glutathionspiegel	gezielte Nahrungsergänzung nach einer Blutuntersuchung; Ernährungsgewohnheiten umstellen; Lebensweise überprüfen
Diabetes	sorgfältige Blutzuckereinstellung; andere Risikofaktoren minimieren
hoher Milchkonsum	Konsum einschränken

Anhang

Glossar

Akkomodation	Einstellung des Auges auf unterschiedliche Entfernungen
Antioxidans	Verbindung, die durch Sauerstoff oder freie Radikale hervorgerufene Veränderungen an biologischen Substanzen hemmt oder verzögert
Astigmatismus	Stabsichtigkeit; Hornhautverkrümmung
Bifokallinse	Kontaktlinse oder Brillenglas mit zwei verschiedenen Stärken
Conjunctiva	Bindehaut
Cornea	Hornhaut des Auges
Dioptrie	Maßeinheit für die Brechkraft von korrigierenden Linsen oder Gläsern
Enzym	Eiweißstoff, der im Körper chemische Umsetzungen beschleunigt beziehungsweise ermöglicht
freie Radikale	aggressive Zwischenprodukte im Stoffwechsel
Glaukom	Erhöhung des Augeninnendrucks (grüner Star)
Katarakt	Trübung der Augenlinse (grauer Star, Altersstar)
Konjunktivitis	Bindehautentzündung
Konkavgläser	nach innen gewölbte Gläser; zur Korrektur einer Kurzsichtigkeit
Konvexgläser	nach außen gewölbte Gläser; zur Korrektur einer Weitsichtigkeit
Macula lutea	gelber Fleck; Stelle des schärfsten Sehens
Makuladegeneration	AMD; Augenkrankheit, die auf meist erworbenen degenerativen Veränderungen der Netzhaut beruht
Orthomolekulare Medizin	Richtung der Medizin, die Krankheiten gezielt mit natürlichen Bau- und Wirkstoffen therapiert beziehungsweise ihnen vorbeugt

Papille	blinder Fleck; Stelle, an der der Sehnerv austritt
Photorezeptor	Aufnahmeeinrichtung in den Augen für Licht- strahlen
Pigmentepithel	Teil der Netzhaut, an dem Licht in Sehimpulse übersetzt wird
Plasma, Serum	Bestandteile des Blutes
Regenbogenhaut	Iris; der farbige Anteil des Augapfels
Retina	Netzhaut
Retinopathie, diabetische	durch Glykosilierung (»Verzuckerung«) verursachte Vernetzung der Eiweißbausteine im Auge; dadurch Sehverschlechterung
Sicca-Syndrom	trockene, müde Augen über einen längeren Zeit- raum
systemisch	von innen her wirkend
topisch	äußerlich wirkend

Literaturtipps

Benjamin, H.: *Ohne Brille bis ins hohe Alter.* Bauer-Verlag Freiburg/Br., 1966.

Bundesministerium für Arbeit und Sozialordnung: *Der Bildschirm- Arbeitsplatz.* 1997.

Hilgers, A., Hofmann, I.: *Fitmacher fürs Immunsystem.* Mosaik-Verlag München, 1997.

Hofmann, I., Carlsson, S.: *Vitamintabelle.* Mosaik-Verlag München, 1998.

Marquardt, R., Lemp, M. A.: *Das trockene Auge in Klinik und Praxis.* Springer-Verlag, 1991.

Ostermeier-Sitkowski, U.: *Augentraining. So stärken Sie Ihre Sehkraft.* Midena-Verlag Augsburg, 1998.

Zemme, Verena: *Gut sehen – ein Leben lang.* Weltbild Verlag, Augsburg, 1999.

Die Autorin:
Dr. rer nat. Inge Hofmann studierte Lebensmittelchemie und Biochemie. Sie lebt und arbeitet als Wissenschaftsjournalistin auf den Gebieten Medizin, Ernährung und Gesundheit für Tageszeitungen und Zeitschriften sowie als Dozentin an Volkshochschulen. Die Autorin hat bereits mehrere Bücher im Mosaik Verlag veröffentlicht.

Bildnachweis:
Bavaria/Wagner 83
Freundin/Steffens 49
Jump 57
Mosaik Verlag 39; -/Teubner 29
PhotoDisc Inc. 4, 20, 52, 72, 92
StockFood/Rosenfeld Images 90
T. Stone/Correz 11; -/Fisher 65

Redaktion: Ulrike Erbertseder
Textbearbeitung: Christina Hackner
Bildakquisition: Elisabeth Franz
Umschlaggestaltung: Heinz Kraxenberger
Umschlagfoto: Bildarchiv Kraxenberger

© 2000 Mosaik Verlag München
in der Verlagsgruppe Bertelsmann GmbH / 5 4 3 2 1
Satz: Buch-Werkstatt GmbH, Bad Aibling
Druck: Alcione, Trento
Bindung: Ecoprint, Lavis-Trento
Printed in Italy
ISBN 3-576-11361-4